AF540266

घातक
रोगों से कैसे बचें?

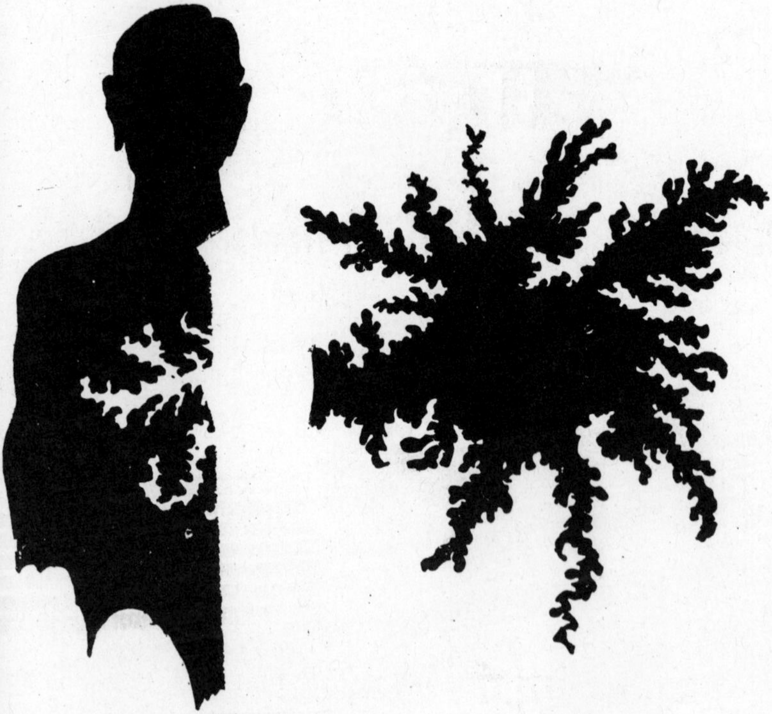

प्रभात प्रकाशन, दिल्ली

घातक रोगों से कैसे बचें?

डॉ. एम.पी. श्रीवास्तव

शशि श्रीवास्तव

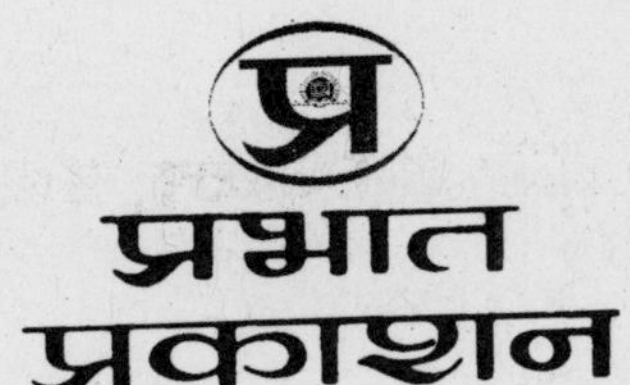

प्रकाशक • **प्रभात प्रकाशन प्रा. लि.**
4/19 आसफ अली रोड,
नई दिल्ली–110002

संस्करण • 2024
मूल्य • चार सौ रुपए
मुद्रक • आर–टेक ऑफसेट प्रिंटर्स, दिल्ली

GHATAK ROGON SE KAISE BACHEN
by Dr. M.P. Srivastava & Smt. Shashi Srivastava ₹ 400.00
Published by Prabhat Prakashan Pvt. Ltd., 4/19 Asaf Ali Road, New Delhi-2
e-mail: prabhatbooks@gmail.com ISBN 978-93-86300-06-5

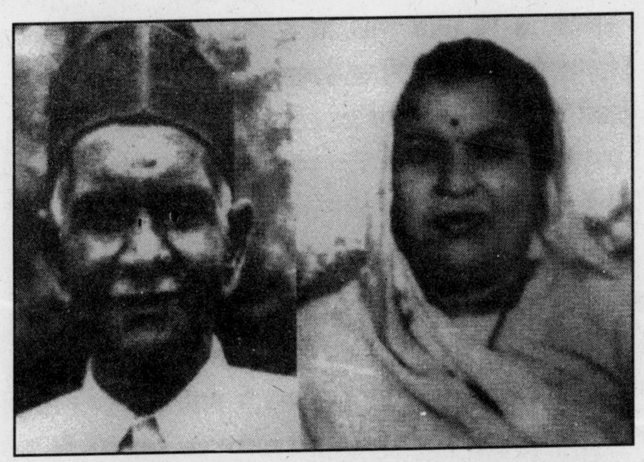

पूज्य पिता श्री बैजनाथ प्रसाद श्रीवास्तव

एवं

पूज्य माता श्रीमती उमा देवी श्रीवास्तव

की स्मृति में सादर समर्पित

प्राक्कथन

मानव शरीर अमूल्य है। मनुष्य की सभी उपलब्धियों, प्रसन्नताओं और सारे कार्य-व्यापार का साधन यह शरीर ही है।

जिन दिनों चिकित्सा विज्ञान विकसित नहीं हुआ था, छोटी-छोटी बीमारियों से लोग अपने प्रियजनों को मरते हुए देखने को विवश रहते थे। किन्तु मनुष्य की जिजीविषा ने कभी हार नहीं मानी इसीलिए मृत्यु को निरन्तर चुनौती देने के लिए अपने प्राणों में संकल्प जगाते रहे। धीरे-धीरे चिकित्सा विज्ञान का इतना विकास हुआ कि असाध्य समझे जाने वाले रोगों का भी उपचार खोज लिया गया। यही नहीं, मनुष्य ने दीर्घायु और चिर यौवन प्राप्त करने के लिए भी इस क्षेत्र में अनेक आविष्कार किये। दीर्घ जीवन, चिर यौवन और दैहिक अमरत्व के ये प्रयास सदैव जारी रहेंगे।

किन्तु रोगों का उपचार मात्र ही चिकित्सा विज्ञान का उद्देश्य नहीं है। इसका प्रधान उद्देश्य यही है कि मनुष्य रोगी ही न हो, वह रोगाक्रमणों से बचा रहे, ताकि वह दीर्घायु तक स्वस्थ और सबल रहकर अपने कर्त्तव्यों का पालन करता रहे।

यह एक विचित्र तथ्य है कि लोग अपने दैनिक उपयोग में आने वाले उपकरणों के रखरखाव, देखरेख और सुरक्षा के बारे में काफी कुछ जानते हैं किन्तु इस अमूल्य मानव शरीर को रोग-मुक्त रखने के बारे में लोगों को प्रारम्भिक जानकारियाँ भी प्राय: नहीं रहतीं। फलस्वरूप छोटी-छोटी बीमारियाँ असाध्य रोगों का रूप धारण कर लेती हैं। इसलिए हर व्यक्ति को रोगों से बचाव की प्राथमिक जानकारी होनी ही चाहिए। प्रमुख रोगों की प्रारम्भिक जानकारी होने से वह उनकी पकड़ में आने से बच सकता है या उपयुक्त समय पर उपचार प्राप्त कर स्वस्थ हो सकता है।

इस पुस्तक का उद्देश्य लोगों को डॉक्टर बनाना नहीं। ऐसा करना न संभव है, और न व्यावहारिक। इसका उद्देश्य यही है कि व्यक्ति संभावित रोगों से बच सके।

यदि इसके अध्येताओं को रोगों से बचाव की किंचित भी दृष्टि प्राप्त हो सकी तो हम अपने प्रयास को सार्थक समझेंगे।

एम० पी० श्रीवास्तव
शशि श्रीवास्तव

अनुक्रमणिका

उच्च रक्तचाप : रोग और निदान

बीसवीं शताब्दी के उत्तरार्द्ध में रक्तचाप और हृदय रोग मृत्यु के कारणों में नौवें स्थान से तीसरे-चौथे स्थान पर आ गया है । अकेले अमेरिका में ही करीब साढ़े तीन करोड़ व्यक्ति उच्च रक्तचाप से पीड़ित हैं ।

हृदय शरीर की बहुत कर्मठ मांसपेशी है और शरीर के विभिन्न भागों से शुद्ध रक्त पम्प करने का कार्य करती है । हृदय के चार हिस्से होते हैं । अशुद्ध रक्त दायें भाग से फेफड़े में जाकर और वहाँ आक्सीजन मिश्रित होकर शुद्ध होता है और बायीं तरफ की मांसपेशी जिसे बायाँ प्रकोष्ठ (लेफ्ट वेंट्रीकल) कहते हैं, में इकट्ठा हो जाता है । बायाँ प्रकोष्ठ सिकुड़कर इसे बड़ी धमनियों में फेंकता है और फिर यह रक्त बड़ी धमनियों से होता हुआ धमनियों द्वारा सारे शरीर में पहुँचता है ।

जब हृदय सिकुड़कर रक्त को बाहर फेंकता है और धमनियों पर दबाव देता हुआ आगे बढ़ता है, तब इस दबाव को 'सिस्टोलिक रक्त-चाप' की संज्ञा दी जाती है । रक्त फेंकने के बाद हृदय की मांसपेशी का विश्राम का क्षण होता है और इस अवस्था में धमनियों पर रक्त का दबाव अपेक्षाकृत कम रहता है । इस विश्राम क्षण वाले दबाव को 'डायस्टोलिक रक्तचाप' कहते हैं ।

ये दोनों रक्तचाप एक विशेष यंत्र द्वारा नापे जा सकते हैं। साधारणत: व्यक्ति की उम्र में 100 का अंक जोड़ देने से जो संख्या बने, उसे 'सिस्टोलिक रक्तचाप' के लगभग सामान्य माना जाता है। 'डायस्टोलिक रक्तचाप' युवावस्था में 70-80 एम० एम० ऑफ एच० जी० के बीच व बढ़ती उम्र में 80-90 के लगभग होता है । सामान्य स्तर से रक्तचाप थोड़ा-बहुत कम-ज्यादा होता रहता है पर यह परिवर्तन अस्थायी होते हैं लेकिन जब रक्तचाप में वृद्धि क्षणिक न

रहकर टिकाऊ हो जाये तो उसे रक्तचाप या उच्च रक्तचाप अर्थात् हाई ब्लड प्रेशर कहा जाता है जिसे अस्वस्थता का परिचायक माना जाता है। रक्तचाप जितना ज्यादा बढ़ता है उतनी ही अधिक धमनियों की सिकुड़न भी बढ़ती है और फिर हृदय को भी उतना ही अधिक सिकुड़ना पड़ता है। इस प्रक्रिया के कारण रक्तचाप और अधिक बढ़ता है।

रक्तचाप के कारण

उच्च रक्तचाप के कई कारण हैं :

मनोवैज्ञानिक—यों तो मनोवैज्ञानिक कारणों में, जैसे अत्यधिक खुशी, दुःख, डर, निराशा आदि से रक्तचाप सामान्य स्तर से थोड़ा-बहुत ज्यादा कम हो जाता है, पर यह अस्थायी होता है। लेकिन इन कारणों या दूसरे कारणों से जब यह वृद्धि क्षणिक न रहकर स्थायी हो जाये तो उसे रक्तचाप की बीमारी का परिचायक मानना चाहिए।

रक्तचाप बढ़ने के दूसरे कारणों में प्रमुख हैं—गुर्दे की बीमारियाँ, मधुमेह, रक्त में चर्बी की अधिकता, मोटापा, 'हारमोन' ग्रंथियों की बीमारियाँ, वंशानुगत रोग, गर्भावस्था और गर्भ निरोधक दवाओं का सेवन।

एक विशेष तरह के रक्तचाप को 'इसैंशियल हाइपरटैंशन' की संज्ञा दी गई है—अभी तक इस रक्तचाप का कोई भी कारण मालूम नहीं हुआ। इस तरह के रक्तचाप से विश्वभर के रक्तचाप रोगियों का 70 से 80 प्रतिशत भाग पीड़ित है।

रक्तचाप के लक्षण

उच्च रक्तचाप के लक्षण निम्न प्रकार होते हैं :

1. उच्च रक्तचाप से पीड़ित व्यक्ति सोकर उठते समय सिर-दर्द, खासकर सिर के पिछले भाग में दर्द महसूस करते हैं।
2. चक्कर आना
3. दिल की घबराहट
4. नींद की कमी

5. जल्दी थक जाना
6. कुछ लोग नाक से खून या नकसीर होने की शिकायत करते हैं
7. पेशाब में खून आना
8. साँस फूल जाना
9. आँख की रोशनी में धूमिलता
10. सीने में दर्द, खासकर चलने-फिरने से जिसे हृदय-शूल या एन्जाइना कहते हैं

यहाँ यह बात देखी गई है कि लक्षणों का प्रकट होना जरूरी नहीं है। भारी संख्या में पीड़ित व्यक्तियों में कोई भी लक्षण प्रकट नहीं होते हैं। इसलिए इस बीमारी को मौन हत्यारा (साइलैंट किलर) भी कहा जाता है।

उच्च रक्तचाप के घातक प्रभाव

हृदय की 40 से 50 प्रतिशत बीमारियाँ, उच्च रक्तचाप के कारण ही होती हैं जिनमें 'हृदय-शूल' अर्थात 'एन्जाइना' आदि प्रमुख हैं। लगातार काम करने के कारण हृदय की मांसपेशी बढ़ जाती है जिसे 'वैंट्रीकुलर हाइपरट्रोफी' कहते हैं—यह क्रम चलता रहे तो मांसपेशी के काम में शिथिलता आ जाती है। जिसे हृदय-गति-अवरोध (हार्टफेल्यर) की संज्ञा दी गई है। इसमें साँस के दौरे पड़ने लगते हैं और शरीर पर सूजन आ जाती है।

उच्च रक्तचाप के कारण हृदय में रक्त पहुँचाने वाली धमनियों की भीतरी सतह टूट-फूट की शिकार हो जाती है और इस स्थान पर चर्बी व रक्तकण जमा होने लगते हैं जो रक्त-प्रवाह को अवरुद्ध कर देते हैं। इस अवस्था को हृदय-धमनी रोग कहते हैं। इस प्रकार गुर्दे तक रक्त ले जाने वाली धमनी, तथा आँख की धमनियाँ भी प्रभावित हो जाती हैं और गुर्दे की कार्य-प्रणाली छिन्न-भिन्न हो जाती है।

मस्तिष्क की धमनो का रक्त-प्रवाह अवरुद्ध होने से पक्षाघात (पैरालिसिस) हो जाता है। यदि रक्तचाप बहुत अधिक बढ़ा हुआ हो तो धमनी फट सकती है। परिणामस्वरूप मस्तिष्क-अपघात (सैरिब्रल हैमरेज) नामक भयंकर स्थिति पैदा हो सकती है।

इलाज क्यों करें ?

अधिकतर लोग इस बीमारी के बारे में बेखबर हैं। कुछ तो जानते हुए भी इसे नजरअंदाज करते हैं और इलाज शुरू भी कर दें तो थोड़ा-बहुत लाभ होने पर जारी रखने में उपेक्षा बरतते हैं।

1. परिणामों से पता चला है कि जिन व्यक्तियों में पहले से ही कुछ रक्तचाप की प्रवृत्ति है उनमें और बढ़ जाने की संभावना होती है।
2. सामान्यतया देखा गया है कि कम उम्र के लोगों को रक्तचाप से ज्यादा भयंकर आघात होता है और इसी उम्र के लोगों में इलाज का असर भी बहुत प्रभावी होता है।
3. यह भी सिद्ध हुआ है कि अधिक रक्तचाप का सीधा सम्बन्ध मरीज की मृत्यु से होता है जबकि इलाज करने से यह संभावना बहुत घट जाती है।
4. सामान्य रक्तचाप के व्यक्ति की उम्र उच्च रक्तचाप से पीड़ित व्यक्ति से कहीं अधिक लम्बी होती है।
5. 10 से 20 प्रतिशत लोगों में उच्च रक्तचाप, गुर्दे की हारमोन बनाने वाली ग्रन्थियों, मधुमेह और खून में चर्बी की अधिकता के कारण होता है, जिनका इलाज कर उच्च रक्तचाप से मुक्ति पाई जा सकती है।

चिकित्सा और रोकथाम

1. रक्तचाप में थोड़ा-बहुत उतार-चढ़ाव स्वाभाविक है—विशेषकर मानसिक तनावों के कारण। ऐसी स्थिति में चिन्तित नहीं होना चाहिए। मानसिक व स्वभावगत तनावों से बचें। किसी शौक (हॉबी) का निर्माण करें ताकि तनाव शरीर को नुकसान न पहुँचा सकें।
2. जिन लोगों के माता-पिता को उच्च रक्तचाप की शिकायत रहती है, उनकी सन्तानों को युवा व अधेड़ अवस्था में विशेष सावधानी रखनी चाहिए और जाँच वगैरह कराते रहना चाहिए। यह देखा गया है कि उच्च रक्तचाप से पीड़ित माता-पिता की सन्तानों को उच्च रक्तचाप होने की संभावना अधिक

रहती है ।

3. मोटापे से बचें, क्योंकि मोटापे का रक्तचाप से सीधा सम्बन्ध है । एक अध्ययन के अनुसार 30 पौंड वजन कम करने से 75 प्रतिशत उच्च रक्तचाप से पीड़ित व्यक्तियों में 25 से 30 एम० एम० रक्तचाप कम किया जा सकता है । चर्बी वाले पदार्थों का सेवन कम करें ।
4. नियमित हल्का व्यायाम करें—यह रक्तचाप को नियंत्रित व परिसीमित रखता है । पर व्यायाम की किस्म का निर्धारण करना जरूरी है । वजन उठाने जैसे व्यायाम, जिनमें दाँत या हाथ की मुट्ठी भींचनी पड़े, वर्जित हैं । व्यायाम एक निश्चित सीमा तक ही करना चाहिए । इस तरह के साधन मौजूद हैं जिनसे यह बताया जा सकता है कि उच्च रक्तचाप के मरीज को कितना व्यायाम करना चाहिए ।
5. नमक का सेवन जहाँ तक हो सके, कम करें—खासकर वे व्यक्ति जो उच्च रक्तचाप से पीड़ित हैं । हो सके तो सारा परिवार ही नमक की मात्रा कम कर दे । करीब 5 ग्राम नमक प्रतिदिन सेवन करना वांछित है । वैसे खाने के कुछ पदार्थों, जैसे दूध, सब्जियों, अनाज आदि में भी प्राकृतिक नमक पर्याप्त मात्रा में होता है ।
6. धूम्रपान व शराब का सेवन न करें । यदि शराब न छूट सकती हो तो अधिक-से-अधिक दो औंस मदिरा प्रतिदिन ली जा सकती है ।
7. योग व ध्यान क्रियाएँ भी रक्तचाप को सामान्य रखने में उपयोगी सिद्ध हुई हैं ।
8. शरीर में शक्कर, चर्बी, यूरिक एसिड की मात्रा सामान्य से अधिक न बढ़ने दें, अर्थात् संतुलित भोजन के साथ-साथ समय-समय पर रक्त में इन तत्त्वों की जाँच करायें ।
9. अगर एक बार रक्तचाप का इलाज शुरू हो गया तो उसे अपने आप बंद न करें । डॉक्टर से परामर्श करते रहें ।

एक चिकित्सक के नाते एक बात और कह देना चाहता हूँ कि रक्त-चाप से डरने की आवश्यकता नहीं है । इसे आवश्यक सावधानियों व इलाज से नियंत्रित किया जा सकता है ।

निम्न रक्तचाप : अनेक रोगों का लक्षण

रक्तचाप दो प्रकार के होते हैं : उच्च और निम्न। वैसे तो दोनों ही अपने आप में चिन्ताजनक होते हैं, किन्तु उच्च रक्तचाप की तुलना में निम्न रक्तचाप कम घातक होता है। प्रायः रक्तचाप को बड़ी बीमारी समझा जाता है किन्तु वैज्ञानिक दृष्टि से ये दोनों अंपने आप में बीमारी नहीं, बल्कि शरीर में अन्य बीमारियों के लक्षण हैं।

सामान्य स्तर से रक्तचाप थोड़ा-बहुत कम-ज्यादा होता रहता है। पर यदि सिस्टोलिक रक्तचाप 100 से नीचे और डायस्टोलिक 60 के नीचे एकाएक आ जाये या इस स्तर पर लम्बे समय के लिए टिक जाये तो यह निम्न रक्तचाप का परिचायक है। शरीर का कामकाज सुचारु रूप से चले, इसके लिए रक्तचाप का सामान्य रहना आवश्यक है। सामान्य रक्तचाप की स्थिति में शरीर के विभिन्न अंगों को रक्त द्वारा उचित ऑक्सीजन व पौष्टिक तत्त्व प्राप्त होते रहते हैं।

रक्तचाप गिरावट के कारण

कई कारणों से रक्तचाप में गिरावट आ जाती है—जैसे शरीर से अत्यधिक रक्त का बह जाना, दुर्घटना या रोग के कारण, कोई शारीरिक चोट, या शरीर के अन्दर के किसी अवयव से रक्त बहना—जैसे पेट या आँत का छाला फटने से, अथवा रक्त की कुछ बीमारियों के कारण। इसी प्रकार उल्टी या दस्त के कारण पानी और लवण तत्त्व में कमी आ जाने या फिर अत्यधिक पेशाब होने से भी रक्तचाप घट सकता है।

यह स्थिति कुछ रोगों—जैसे मधुमेह या अधिक पेशाब लाने वाली दवाओं के सेवन से उत्पन्न हो जाती है। शरीर के आग या बिजली से जल जाने के कारण भी पानी एवं अन्य आवश्यक लवण व प्रोटीन

तत्त्वों की कमी हो जाती है और रक्तचाप गिर जाता है। अत्यधिक पसीना निकलना भी निम्न रक्तचाप का एक कारण है। शरीर की झिल्लियों—जैसे पेट की झिल्ली (पेरीटोनियम) फेफड़े की झिल्ली (प्लूरा) हृदय की झिल्ली (पेरिकारडियम)—में जब खून या पानी भर जाता है तो उससे भी निम्न रक्तचाप की स्थिति पैदा हो जाती है। हड्डियों के टूट जाने पर उनमें खून इकट्ठा हो जाता है, तब भी रक्तचाप में गिरावट आ जाती है।

अन्य कारणों में मुख्य हैं—हार्ट अटैक या हृदय-गति संबंधी बीमारियाँ और हृदय की मांसपेशी से संबंधित बीमारियाँ। इन स्थितियों में हृदय की संकोचन शक्ति क्षीण हो जाती है, परिणाम-स्वरूप रक्तचाप गिर जाता है।

कुछ मानसिक रोग जैसे, मल्टीपल स्केरोसिस सिरंगोमाइजिया तथा मधुमेह व उपदंश (सिफलिस) के कारण भी रक्तचाप कम हो जाता है। हारमोन्स बनाने वाली ग्रंथियों की बीमारियाँ भी रक्तचाप कम करती हैं। कुछ दवाएँ, खासकर उदासी को नियंत्रित रखने वाली दवाएँ भी रक्तचाप कम करती हैं।

अधिक नींद के लिए प्रयोग में लाई जाने वाली ऑपरेशन के समय मूर्छित करने के लिए काम में आने वाली दवाओं के उपयोग से भी रक्तचाप में गिरावट आ जाती है।

गम्भीर संक्रमण या एलर्जी की स्थिति में भी रक्तचाप गिर जाता है।

इन कारणों से तो रक्तचाप में एकाएक गिरावट आ जाती है; कुछ ऐसे कारण भी हैं जिनके कारण रक्तचाप धीरे-धीरे गिरना शुरू होता है और एक निम्न स्तर पर आकर टिक जाता है।

एक विशेष स्थिति, जिसमें रक्तचाप कम हो जाता है, वह है देर तक बैठे या देर तक लेटे रहने के बाद खड़े होने की अवस्था। इसे 'खड़े होने की स्थिति में रक्तचाप की कमी' कहते हैं। करीब 15 प्रतिशत बूढ़े व्यक्ति इसके शिकार होते हैं। कभी-कभी रक्तचाप की गिरावट के लक्षण महसूस भी नहीं होते, पर कभी भीषण लक्षण पैदा हो जाते हैं। इनका सीधा संबंध रक्तचाप के स्तर में गिरावट से है। यह स्थिति बैठे रहने, खड़े रहने या लेटे रहने पर रक्तचाप नापे जाने से ज्ञात होती है।

लक्षण

रक्तचाप में गिरावट के कारण घबराहट से लेकर अचेतन की अवस्था तक हो जाती है। ये लक्षण इस बात पर निर्भर करते हैं कि रक्तचाप में गिरावट एकाएक आयी या धीरे-धीरे आयी है और कितनी है तथा इस गिरावट के पीछे कारण क्या हैं ? निम्न रक्तचाप से पीड़ित व्यक्ति विशेष आलस्य, कमजोरी व थोड़े ही परिश्रम से थकान महसूस करते हैं। कुछ को चक्कर आते हैं, तो कुछ अचानक बेहोश हो जाते हैं। लक्षणों में गम्भीरता रक्तचाप के निम्न स्तर से सीधे संबंधित होती है। रक्तचाप में ज्यादा गिरावट को उतनी ही गम्भीरता से लेना चाहिए, जितना उच्च रक्तचाप को लेते हैं। कुछ व्यक्ति आँखों के आगे अँधेरा छा जाने की शिकायत करते हैं, तो कुछ हाथ-पैर लड़खड़ाने की; और कुछ अचानक जमीन पर गिर जाते हैं। कुछ रोगियों की चमड़ी पीली पड़ जाती है, तो कुछ को ठण्डा पसीना आने लगता है, और मस्तिष्क में खालीपन महसूस होता है। कुछ को सिरदर्द, खास तरह की घबराहट व परेशानी महसूस होती है। यदि रक्तचाप काफी समय तक निम्न स्तर पर रहे तो शरीर के मुख्य अंगों, जैसे हृदय, गुर्दे, मस्तिष्क और जिगर की कार्य-प्रणाली छिन्न-भिन्न होने लगती है।

रोकथाम

1. रक्तचाप में थोड़े-बहुत परिवर्तन से घबराना या परेशान नहीं होना चाहिए—जैसे कि 'सिस्टोलिक' रक्तचाप 100 से कम और 'डायस्टोलिक' 60 से 65 के बीच सामान्य के लगभग माना जाता है। यदि यह स्तर क्षणिक न रहकर देर तक स्थायी बना रहे या ऐसी स्थिति पैदा हो रही हो जिसके परिणामस्वरूप रक्त-चाप में गिरावट का अंदेशा हो तो फौरन विशेषज्ञ से परामर्श लें।
2. शरीर में पानी, लवण (नमक), प्रोटीन का स्तर सामान्य रहना चाहिए और इसके लिए आवश्यक है कि भोजन संतुलित हो।
3. किसी भी बीमारी का—चाहे वह हारमोन बनाने वाली ग्रंथियों का हो या उल्टी, दस्त या किसी कारण से पानी अथवा नमक की कमी हो उसका तुरन्त निदान व चिकित्सा करें।
4. शरीर से खून का अधिक स्राव हो जाए तो अविलम्ब शरीर में

खून की मात्रा पूरी करें ।

5. ऐसी दवाओं का सेवन न करें जो रक्तचाप कम करती हों । यदि उच्च रक्तचाप के लिए दवाएँ ली जा रही हों तो समय-समय पर रक्तचाप का मापन कराते रहें ।
6. बिस्तर से एकदम न उठें । खासकर जिन व्यक्तियों में खड़े होने पर रक्तचाप में गिरावट आ जाती है, उन्हें एकदम बिस्तर से उठकर खड़े नहीं होना चाहिए । पहले एक करवट लें, फिर बिस्तर पर बैठें, इसके बाद ही उठें ।
7. यदि बीमारी की अवस्था में बिस्तर में लम्बे अरसे तक लेटना पड़ जाये, तो चलने-फिरने की थोड़ी बहुत कोशिश जारी रखें और डॉक्टरी परामर्श लेकर जल्दी-से-जल्दी चलने-फिरने की कोशिश करें ।
8. मादक और अन्य नशीली चीजों से दूर रहें ।
9. जिन व्यक्तियों का रक्तचाप लम्बे अरसे तक निम्न स्तर पर रहे या किसी बीमारी के कारण न हो, वे खाने में नमक की मात्रा थोड़ी ज्यादा ले लें, तो उनके रक्तचाप के स्तर में बढ़ोतरी हो जाती है—खासकर गर्मी के दिनों में जब अधिक पसीना निकल जाता है ।

एक चिकित्सक के नाते मैं यह बात कहना चाहता हूँ कि निम्न रक्तचाप से डरने की आवश्यकता नहीं है, पर यथासमय इसका निदान और इलाज कराना आवश्यक है ।

उच्च रक्तचाप संबंधी कुछ प्रश्नोत्तर

प्र०—रक्तचाप किसे कहते हैं ?

उ०—बीसवीं शताब्दी के उत्तरार्द्ध में रक्तचाप और हृदय रोग मृत्यु के कारणों में नौवें स्थान से तीसरे-चौथे स्थान पर आ गया है। हृदय शरीर के विभिन्न अंगों में शुद्ध रक्त पम्प करने का यंत्र है। यह बहुत कर्मठ मांसपेशी का बना हुआ है। जब हृदय सिकुड़कर रक्त बाहर फेंकता है, तब रक्त धमनियों पर दबाव देता हुआ आगे बढ़ता है। इस दबाव को 'सिस्टोलिक रक्तचाप' की संज्ञा दी गई है। रक्त फेंकने के बाद हृदय की मांसपेशियों के लिए विश्राम का क्षण होता है और इस अवस्था में धमनियों पर रक्त का दबाव अपेक्षाकृत कम रहता है। इस विश्राम क्षण वाले दबाव को 'डायस्टोलिक रक्तचाप' कहते हैं। ये दोनों रक्तचाप विशेष यंत्र से नापे जाते हैं जिसे रक्तचाप-मापक (ब्लड प्रेशर इंस्ट्रूमेंट) कहते हैं।

प्र०—सामान्य रक्तचाप कितना होता है ?

उ०—उम्र के साथ-साथ रक्तचाप में वृद्धि होती है। साधारणतः सिस्टोलिक रक्तचाप व्यक्ति की उम्र में 100 का अंक जोड़ देने से जो संख्या बने, लगभग उसके बराबर माना जाता है और डायस्टोलिक रक्तचाप 90 एम० एम० ऑफ एच० जी० से ज्यादा नहीं होना चाहिए। इस सामान्य स्तर से रक्तचाप थोड़ा-बहुत कम-ज्यादा होता रहता है लेकिन जब स्थायी रूप से टिकाऊ हो जाता है तो रक्तचाप बढ़ गया कहा जाता है।

प्र०—उच्च रक्तचाप के क्या कारण हैं ?

उ०—यूँ तो मनोवैज्ञानिक कारणों, जैसे अत्यधिक खुशी, दुःख, डर, निराशा आदि से रक्तचाप सामान्य स्तर से थोड़ा-बहुत कम-ज्यादा होता रहता है पर यह स्थिति अस्थायी होती है लेकिन इन

कारणों से, या दूसरे कारणों से जब यह वृद्धि क्षणिक न रहकर स्थायी हो जाये तो उसे उच्च रक्तचाप की बीमारी का परिचायक मानना चाहिए। रक्तचाप बढ़ने के दूसरे कारणों में प्रमुख हैं—

1. गुर्दे की बीमारियाँ
2. मधुमेह
3. रक्त में चर्बी की अधिकता
4. मोटापा
5. हारमोन ग्रंथियों की बीमारियाँ
6. वंशानुगत कारण
7. गर्भावस्था
8. गर्भ-निरोधक दवाओं का सेवन

एक विशेष तरह के रक्तचाप का कोई भी कारण मालूम नहीं है इसे 'एसेन्सियल हाईपरटेंशन' की संज्ञा दी गयी है। इस तरह के रक्तचाप में, विश्वभर के रक्तचाप से पीड़ित जनसंख्या के 70 से 80 प्रतिशत व्यक्ति हैं।

प्र०—उच्च रक्तचाप के लक्षण क्या हैं ?

उ०—1. उच्च रक्तचाप से पीड़ित व्यक्ति सिर दर्द से पीड़ित रहते हैं, यह दर्द खासकर सिर के पिछले भाग में सोकर उठते वक्त होता है
2. चक्कर आना
3. दिल में घबराहट
4. नींद की कमी
5. जल्दी थकान का होना
6. कुछ लोग नाक से खून या नकसीर की शिकायत करते हैं
7. पेशाब में खून का आना
8. साँस का फूलना
9. आँख की रोशनी में धूमिलता
10. सीने में दर्द, खासकर चलने-फिरने में जिसे 'हृदय-शूल' या 'एन्जाइना' कहते हैं

यहाँ एक बात अवश्य कह देना चाहता हूँ कि लक्षणों का होना जरूरी नहीं है। बड़ी संख्या में पीड़ित व्यक्तियों में लक्षण प्रकट नहीं होते, इसलिए इस बीमारी को साइलेंट किलर (मौन हत्यारा) भी

कहा जाता है ।

प्र०—उच्च रक्तचाप के हृदय पर क्या दुष्प्रभाव होते हैं ?

उ०—रक्तचाप में थोड़ी-बहुत घट-बढ़ होना स्वाभाविक है लेकिन यदि रक्तचाप लगातार सामान्य से अधिक रहने लगे तो शरीर के विभिन्न अंगों पर इसका दुष्प्रभाव पड़ता है । हृदय की 40 से 50 प्रतिशत बीमारियाँ अधिक रक्तचाप के कारण होती हैं जिनमें हृदय-शूल अर्थात् एन्जाइना आदि प्रमुख हैं ।

उच्च रक्तचाप के हृदय पर तीन प्रकार के दुष्प्रभाव पड़ते हैं :

1. लगातार अधिक जोर लगाने के कारण हृदय की मांसपेशियों का आकार बढ़ जाता है । जितना अधिक रक्तचाप होता है उतना ही अधिक जोर हृदय की मांसपेशी को लगाना पड़ता है । इस अवस्था को 'वैंट्रीकुलर हाइपरट्रोफी' कहते हैं । इससे एक विशेष अवस्था उत्पन्न हो जाती है । आक्सीजन और पौष्टिक तत्त्वों की मात्रा जो सामान्य आकार वाले हृदय की मांसपेशियों के लिए यथेष्ट होते थे, बढ़े हुए आकार वाले हृदय के लिए कम पड़ जाते हैं । इसके परिणामस्वरूप हृदय रोगों का शिकार हो जाता है । इनमें एक का नाम है एन्जाइना । इस बीमारी में दिल के हिस्से में या आसपास तेज दर्द होता है जो चलने-फिरने या हृदय पर काम का ज्यादा बोझ डालने से बढ़ जाता है और आराम करने से कम हो जाता है । इससे मनुष्य की कार्य-क्षमता घट जाती है; यहाँ तक की चलना-फिरना भी कम हो जाता है ।
2. यह स्थिति अगर बढ़ती गयी तो हृदय की मांसपेशी अपना आकार बढ़ाकर इस स्थिति का सामना करती है, लेकिन मांस-पेशी का आकार एक हद तक ही बढ़ सकता है, उसके आगे हृदय असमर्थ हो जाता है । इस क्रिया में हृदय के बाईं तरफ की मांस-पेशी (लेफ्ट वेंट्रीकुलर) आक्रांत हो जाती है । इस अवस्था को 'लेफ्ट वेंट्रीकुलर फेल्यर' कहते हैं । इससे पीड़ित व्यक्ति को साँस के दौरे पड़ते हैं जो पहले चलने-फिरने से और फिर आराम की स्थिति में भी पड़ने लगते हैं । यदि समय पर इलाज न कराया जाय तो ये घातक भी हो सकते हैं ।
3. बढ़े हुए रक्तचाप का एक और दुष्परिणाम होता है । रक्त ले जाने वाली धमनियों की भीतरी सतह मोटी हो जाती है और

रक्त-प्रवाह अवरुद्ध होने लगता है। कहीं-कहीं धमनियों की भीतरी सतह टूट-फूट जाती है और रक्त की प्रवाहित चर्बी व रक्तकण सतह की टूटी हुई जगहों पर जमा होने लगते हैं। धीरे-धीरे यह जमाव इतना हो जाता है कि धमनियों में से खून गुजरना लगभग बन्द हो जाता है। यह स्थिति हृदय को रक्त ले जाने वाली धमनियों, जिन्हें 'कोरोनरी आर्टिरीज' कहते हैं, में भी हो जाती है। यदि यह रुकावट मामूली हुई तो एन्जाइना (जिसकी चर्चा हम कर चुके हैं) के दौरे होते हैं और यदि रक्त-प्रवाह बिल्कुल ही रुक गया तो गम्भीर स्थिति हार्ट अटैक (मायोकोर्डियल इन्फारक्सन) से भी यह व्यक्ति आक्रांत हो जाता है। हृदय की 40-50 प्रतिशत बीमारियाँ अधिक रक्तचाप के कारण होती हैं। इसी प्रकार गुर्दे तक रक्त ले जाने वाली धमनी व आँख की धमनियाँ भी प्रभावित हो जाती हैं और गुर्दे की कार्य-प्रणाली छिन्न-भिन्न हो जाती है तथा आँख की रोशनी में धूमिलता आने लगती है।

मस्तिष्क की धमनी का रक्त-प्रवाह अवरुद्ध होने से फालिज (पैरालिसिस) हो जाता है। यदि रक्तचाप बहुत अधिक बढ़ा हुआ हो तो धमनी फट जाती है, परिणामस्वरूप मस्तिष्क-अपघात (ब्रेन हेमरेज) नामक भयंकर स्थिति पैदा हो सकती है।

हृदय-धमनी रोग

हृदय शरीर का एक बहुत सक्रिय अंग है और शरीर के विभिन्न भागों में शुद्ध रक्त पम्प करने का कार्य करता है। यह कार्य हृदय की मांसपेशी प्रति मिनट 70 से 80 बार सिकुड़कर या धड़ककर करती है। इस महत्त्वपूर्ण काम के लिए हृदय को आक्सीजन व पौष्टिक तत्त्वों की आवश्यकता होती है। यह आक्सीजन दायीं और बायीं ओर स्थित दो धमनियाँ, जिन्हें 'कॉरोनरी आरटिरी' या हृदय धमनियाँ कहते हैं, पहुँचाती हैं। हृदय को इन धमनियों से एक निश्चित मात्रा में आक्सीजन प्राप्त होती रहती है। इस प्रणाली की एक खूबी है कि हृदय को सामान्य से ज्यादा आक्सीजन की आवश्यकता होने पर यह अपने आप उसे उपलब्ध हो जाती है। लेकिन यदि किसी कारण से हृदय को अपने काम के लिए जरूरत के अनुसार आक्सीजन मिलने में कठिनाई होने लगती है, तब एक विशेष स्थिति पैदा हो जाती है जिसे 'कॉरोनरी आरटिरी डिसीज' अर्थात् हृदय-धमनियों की बीमारी की संज्ञा दी गई है। यह बीमारी कितनी व्यापक है, इसका पता हाल में हुए एक सर्वेक्षण से चलता है। अमेरिका में 15 लाख अमेरिकी इस बीमारी से पीड़ित हैं। अपने देश में यह बीमारी आधुनिक सभ्यता के बढ़ाव के साथ-साथ बढ़ती जा रही है। जिन कारणों से सबसे ज्यादा मौतें होती हैं उनमें हृदय रोग से होने वाली मौतों का स्थान पहले नवां था जबकि अब इसने तीसरा स्थान ले लिया है।

हानिकारक घटक

कुछ हानिकारक कारणों पर नियंत्रण तो हमारे वश में है पर कुछ हमारे वश में नहीं हैं। बढ़ती हुई उम्र के साथ-साथ शरीर की धमनियाँ सख्त व मोटी होने लगती हैं। यह प्रक्रिया हृदय-धमनियों में भी होती

है और सालों चलती रहती है। लेकिन कुछ हानिकारक कारणों से धमनियों के सख्त व मोटी होने की क्रिया कम उम्र में भी तेजी के साथ होने लगती है। जब धमनी मोटी होने लगती है तो उसका अंदर का व्यास (डायमीटर) कम होने लगता है जिससे रक्त-प्रवाह में रुकावट पैदा होने लगती है। इस कारण रक्त की पर्याप्त मात्रा हृदय की मांस-पेशी तक नहीं पहुँच पाती। धमनियों की इस अवस्था को 'आरटिरियो स्केलेरोरिस' (धमनियों का मोटा व सख्त होना) कहते हैं।

दूसरी स्थिति में कुछ कारणों से धमनियों की अंदर की सतह टूट-फूट जाती है और यहाँ खून की चर्बी तथा रक्तकणों का जमाव होने लगता है। परिणामस्वरूप इससे खून के प्रवाह का रास्ता तंग हो जाता है और हृदय की मांसपेशी को आंशिक रूप से आक्सीजन व पौष्टिक पदार्थ कम मात्रा में मिल पाते हैं। इस अवस्था को एन्जाइना या हृदय-शूल कहते हैं। यदि रक्तकण व चर्बी का जमाव इतना हो जाय कि खून का बहाव बिल्कुल ही बन्द हो गया हो तो हृदय की मांसपेशी का वह हिस्सा, जिसे आक्सीजन व पौष्टिक पदार्थ मिलना बन्द हो जाता है, नष्ट हो जाता है। जिसे दिल का दौरा या हृदय आक्षेप कहते हैं।

1. धूम्रपान

बीड़ी-सिगरेट के धुएँ के रासायनिक तत्त्व हृदय-धमनियों को मोटा व सख्त करते हैं। इसका घातक प्रभाव कम उम्र के लोगों में अधिक होता है और इसका सीधा संबंध धूम्रपान के अनुपात से है। यह सिद्ध हो चुका है कि जो व्यक्ति धूम्रपान करते हैं उनमें दिल का दौरा पड़ने की संभावना धूम्रपान न करने वालों की अपेक्षा 4-5 गुना अधिक होती है।

2. उच्च रक्तचाप

उच्च रक्तचाप भी हृदय धमनियों को मोटा व सख्त करता है। उच्च रक्तचाप के कारण हृदय को रक्त-प्रसार के लिए अधिक जोर लगाना पड़ता है और इसके कारण हृदय की मांसपेशी का आकार बढ़ जाता है। इससे एक विशेष अवस्था उत्पन्न हो जाती है। जो आक्सीजन व पौष्टिक तत्त्व हृदय के सामान्य आकार को पर्याप्त होते थे, वे इस बढ़े हुए आकार वाले हृदय के लिए कम पड़ जाते हैं और हृदय समस्याओं

का शिकार हो जाता है। दूसरे, बढ़े हुए रक्तचाप के कारण खून ले जाने वाली धमनियों की भीतरी सतह टूट-फूट जाती है और खून की प्रवाहित चर्बी व रक्तकण इस टूटी-फूटी सतह पर जमा होने लगते हैं। धीरे-धीरे जमाव इतना अधिक हो जाता है कि धमनियों में खून के प्रवाह में बाधा होने लगती है। मध्यम आयु वर्ग में उच्च रक्तचाप का ज्यादा खतरा रहता है।

3. खून में चर्बी की मात्रा

यदि खून में चर्बी की मात्रा अधिक बढ़ जाये तो ऐसे व्यक्तियों में सामान्य मात्रा वाले व्यक्तियों की अपेक्षा हृदय-आक्षेप होने की संभावना 4-5 गुना ज्यादा हो जाती है। रक्त में अधिक वसा, धमनियों पर जमा होकर उन्हें सख्त व मोटा करती है। यह खतरा छोटी उम्र वालों में अधिक रहता है।

4. मधुमेह

मधुमेह अर्थात् डायबिटीज से पीड़ित व्यक्तियों की हृदय-धमनियां भी सख्त व मोटी हो जाती हैं। मधुमेह से पीड़ित व्यक्ति को हृदय-धमनी रोग होने को संभावना अधिक हो जाती है। मध्यम आयु के व्यक्ति इसके शिकार अधिक होते हैं।

5. अन्य कारण

आलसी व निष्क्रिय जीवन-चर्या, मोटापा, मानसिक अवसाद व भावावेश, विशेषकर ईर्ष्या व घृणा से उत्पन्न अन्तर्द्वन्द्व भी हृदय-आक्षेप में सहायक होते हैं। जिन व्यक्तियों के माता-पिता हृदय-आक्षेप के शिकार हो जाते हैं उनके बच्चों के भी इस रोग से पीड़ित होने की संभावना अधिक हो जाती है।

अकेले एक कारण चाहे हृदय-रोग उत्पन्न न कर सके जबतक कि यह गंभीर होकर चरम सीमा तक नहीं पहुँच जाये, लेकिन एक से अधिक कारण चाहे वे कम गंभीर ही क्यों न हों, मिलकर कई गुना खतरनाक बन सकते हैं।

लक्षण

कुछ मरीजों को सीने के बीचो-बीच दर्द होता है, जो कभी असहनीय

व बहुत तेज होता है तो कभी एक अजीब-सा दबाव, सिकुड़न, चुभन, भारीपन, रस्सी से जकड़ने जैसी कसक, या तेज धारवाले औजार से कटने-जैसा महसूस होता है । यह दर्द चलने-फिरने, खाना खाने या मानसिक तनाव अथवा क्रोध से बढ़ जाता है । लेकिन होता थोड़े समय के लिए ही है और आराम या दवा के सेवन से ठीक हो जाता है । ऐसा करने से हृदय की मांसपेशी में रक्त-संचार अधिक हो जाता है । इस दर्द का विस्तार कंधे की तरफ, बायें बाजू या गर्दन की तरफ होता है । यह दर्द दवा के सेवन से और आराम करने से ठीक हो जाता है और फिर पुनः उन्हीं परिस्थितियों में इसका दौरा होता है । इस स्थिति को एन्जाइना या हृदय-शूल कहते हैं, इसकी अवहेलना नहीं करनी चाहिए और निदान व इलाज अविलम्ब करना चाहिए ।

जब हृदय-शूल की स्थिति दो मिनट से 20 या 25 मिनट तक चले व पसीना आ जाये, मूर्च्छा के दौरे आने लगें, दिल बैठने लगे, चक्कर आये, जी मिचलाए, हृदय-गति में फर्क हो या साँस फूलने लगे अथवा साँस लेने में दिक्कत हो, चमड़ी ठंडी व पीली या सफेद पड़ने लगे, तो इसे हृदय-आक्षेप या दिल के दौरे का परिचायक मानना चाहिए । कुछ व्यक्ति इसे अपच या गैस आदि के लक्षणों का कारण समझकर अनदेखी कर देते हैं जो काफी घातक सिद्ध हो सकता है; क्योंकि हृदय-आक्षेप के पूर्व कुछ क्षण और दिल का दौरा पड़ने के बाद के प्रथम दो घंटे अत्यन्त खतरनाक होते हैं और इलाज के लिए अधिक मूल्यवान होते हैं ।

रोकथाम

रोकथाम का उद्देश्य है हानिकारक घटकों पर नियंत्रण । इनमें कुछ कारण तो हमारे बस में हैं जिनसे बचा जा सकता है ।

1. **धूम्रपान न करें :** जो लोग पहले धूम्रपान करते रहे हैं, अगर वह छोड़ देते हैं तो उनको हृदय रोग की संभावना आधी रह जाती है ।

2. **रक्तचाप सामान्य रखें :** रक्तचाप नियंत्रित किया जा सकता है और करना चाहिए । इसी प्रकार मोटापा न बढ़ने दें ।

3. **आहार संबंधी सावधानियाँ :** खाने में मक्खन, घी, नारियल का तेल, जैसे चर्बीयुक्त पदार्थों का सेवन कम-से-कम करें जिनसे चर्बी जम जाती हो । मांसाहारी व्यक्तियों को जिगर, गुर्दा व अंडे की पीली जर्दी

अधिक मात्रा में लेना वर्जित है; क्योंकि इनमें चर्बी की मात्रा अधिक होती है। नमक की मात्रा भी कम रहनी चाहिए। एक हफ्ते में दो-तीन अंडों से अधिक सेवन न करें। खाना बनाने में तेल का सेवन करें। खाना इतना खायें कि मोटापा न बढ़े।

4. **मधुमेह** : मधुमेह का प्रारम्भिक अवस्था में ही निदान व नियंत्रण करें। नियमित हल्का व्यायाम करें।

रक्तचाप और हृदय की बीमारियों को रोकने के लिए हल्का व्यायाम नियमित रूप से करते रहना चाहिए। इस व्यायाम से शरीर में कुछ ऐसे तत्त्व उत्पन्न होते हैं जो हृदय-आक्षेप से बचाव करते हैं और रक्तचाप नियंत्रित रहता है। किस व्यक्ति को कितना, कौन-सा और किस प्रकार का व्यायाम करना चाहिए यह बात महत्त्वपूर्ण है। उदाहरण के लिए, उच्च रक्तचाप व हृदय रोग के रोगी को मोटे-तौर पर ऐसा कोई भी व्यायाम नहीं करना चाहिए जिसमें हाथ या दाँत भींचने पड़ते हों; उसके लिए ऐसे व्यायाम हानिकारक हो सकते हैं। हल्की दौड़, तैरना, घूमना-फिरना व धीमे-धीमे साइकिल चलाना आदि व्यायाम किये जा सकते हैं।

मानसिक तनावों से बचें। मानसिक तनावों को मोड़ दें। किसी अभिरुचि (हाबी) का निर्माण करें ताकि स्वास्थ्य पर बुरा असर न पड़ सके। योग या शारीरिक परीक्षण, चिन्तन-मनन तथा ध्यान-उपासना क्रियाएँ लाभदायक होती हैं।

समय-समय पर शारीरिक परीक्षण कराते रहें। खासकर ऐसे व्यक्तियों के लिए शारीरिक परीक्षण और भी अधिक जरूरी है जो किसी जीर्ण रोग की जकड़ में हैं या जिनके सगे-संबंधी हृदय की बीमारियों से पीड़ित हैं। इन परीक्षणों में रक्त में चर्बी, शर्करा, यूरिक एसिड की मात्रा के अलावा रक्तचाप व सामान्य स्वास्थ्य परीक्षण आदि भी शामिल हैं। न्यूयार्क, वाशिंगटन और ह्यूस्टन (अमेरिका) स्थित विश्व-विख्यात हृदय-रोग संस्थानों में प्राप्त व्यक्तिगत अध्ययन व अनुभव के आधार पर मैं दृढ़ विश्वास के साथ कह देना चाहता हूँ कि आधुनिक तौर-तरीकों से आज हम इन बीमारियों को बिल्कुल प्रारम्भिक अवस्था में ही पकड़ सकते हैं।

आणविक (न्यूक्लीयर) अध्ययनों, प्रतिध्वनि हृदय-लेखन (एको-कारडियोग्राफी) द्वारा हम यह बताने में सक्षम हैं कि हृदय-मांस-

पेशी के किस भाग को, कितना खून कम मिल रहा है और कितना भाग स्वस्थ है। इसी प्रकार धमनी चित्रण (एन्जीओग्राफी) से यह बताया जा सकता है कि हृदय-धमनी के किस भाग और किस शाखा में चर्बी व रक्तकण थक्के के रूप में जमा हो गये हैं।

शल्य चिकित्सा के विस्तार से गम्भीर हृदय-धमनियों की बीमारयों पर काबू पाया जा सकता है। आज इन बीमारियों के मरीज बेहतर जीवन व्यतीत कर रहे हैं। इनमें उल्लेखनीय है बाईपास अर्थात् उपमार्ग बनाने की विधि। यहाँ तक कि हृदय-रोपण की दिशा में भी काफी प्रगति हुई है। अतः हृदय रोग असाध्य नहीं है और हृदय-आक्षेप पर नियंत्रण पाकर बेहतर जिन्दगी के साथ जिया जा सकता है। शर्त है हानिकारक स्थितियों से बचें और अपनी दिनचर्या सुव्यवस्थित रखें।

हृदय-आक्षेप (हार्ट-अटैक) : कारण-निवारण और आधुनिक निदान की प्रक्रियाएँ

चिकित्सा विज्ञान ने अनेक क्षेत्रों में आश्चर्यजनक प्रगति की है। यहाँ तक कि आज हमें प्राणघातक बीमारियों से भी अधिक भय नहीं लगता है। यद्यपि मानव के जीवन और उसके स्वास्थ्य की उचित सुरक्षा के समक्ष कुछ नयी समस्याएँ जरूर खड़ी हुई हैं परन्तु इसमें कोई संदेह नहीं है कि आज हृदय-आक्षेप (हार्ट-अटैक) जैसी कुछ गिनी-चुनी बीमारियाँ ही शेष रह गई हैं जिनसे मानव को मुक्ति दिलाने के लिए चिकित्सा विशेषज्ञ निरन्तर प्रयत्नशील हैं। पहले की तरह हैजा, प्लेग, यक्ष्मा आदि बीमारियाँ, जो आम प्रचलित थीं, चिकित्सा-विज्ञान की प्रगति के साथ-साथ वे आज प्रायः लुप्त-सी हो गई हैं।

आज विकसित तथा विकासशील दोनों ही तरह के देश हार्ट अटैक जैसी नयी बीमारियों से ग्रसित होते जा रहे हैं। किन्तु सौभाग्यवश अब इस बात की पहले से अधिक जानकारी हो गई है कि हृदय-आक्षेप क्यों होता है और इसकी रोकथाम कैसे की जा सकती है। बीमारी के निदान की आधुनिक उपलब्धियों के कारण आज चिकित्सक इस नये रोग की चिकित्सा में पूर्णतः सक्षम हैं और लोगों को उसका लाभ भी बड़ी मात्रा में मिलने लगा है।

सर्वेक्षणों से पता लगा है कि अमेरिका में प्रति दस लाख में 300 व्यक्ति इस बीमारी से ग्रसित हैं, जबकि ब्रिटेन में इसका अनुपात प्रति दस लाख में 220 व्यक्ति है। हमारे देश के एक शहर का सर्वेक्षण करने पर पता लगा कि प्रति एक हजार में 66 व्यक्ति इस बीमारी से ग्रसित हैं।

हृदय-आक्षेप का मूल कारण हृदय का काम शरीर के सभी ऊतकों

में पर्याप्त मात्रा में आक्सीजनयुक्त रुधिर पहुँचाना है। शोधित रक्त को शरीर में पहुँचाने का यह कार्य पम्पक्रिया द्वारा प्रति मिनट 70 से 80 धड़कन की गति से पूरा होता है। इस कार्य के निमित्त हृदय को आक्सीजन तथा पौष्टिक तत्त्वों की आवश्यकता होती है। यह काम परिहृदय-धमनिका (कारोनरी आरट्रीज) नाम की रक्त-नलिकाओं द्वारा किया जाता है।

हृदय सामान्यतः परिहृदय-धमनिकाओं में रुधिर द्वारा नियत प्रतिशत में आक्सीजन पहुँचाता रहता है। जब कभी किसी कारणवश हृदय के कार्य-संचालन के लिए आक्सीजन की कमी हो जाती है, तो हृदय पर दबाव पड़ता है और यही स्थिति हृदय अरक्तताजन्य बीमारी (इस्चोमिक हार्ट डिजीज) का रूप धारण कर लेती है। यदि आक्सीजन की यह पूर्ति अपेक्षाकृत कम हो, तो उसके कारण शूल अर्थात् एन्जाइना हो जाता है, हृदय में दर्द होने लगता है, जो थोड़ा काम करने से बढ़ जाता है और आराम करने से अथवा दवाई के प्रयोग से शांत हो जाता है। किन्तु हृदय-रक्तनलिकाओं में स्कन्ध-संकुचन जैसी स्थिति के कारण पूर्णतः अथवा बहुत मात्रा में यांत्रिक अवरोध हो जाने से हृदय के रक्त संचार में बाधा पड़ जाती है। परिणामतः हृदय की पेशियाँ विनष्ट हो जाती हैं, क्योंकि रुकावट आ जाने के कारण उनमें रक्त की सम्पूर्ति नहीं हो पाती। इसे ही 'हृदय-आक्षेप' अथवा 'हार्ट-अटैक कहा जाता है।

हानिकारक घटक

हानिकारक घटक भी हृदय-आक्षेप अथवा स्कन्ध-संकुचन के कारण हो सकते हैं। इन हानिकर घटकों के अपने अलग लक्षण और असामान्यताएँ होती हैं। इनके बढ़ जाने से हृदय-आक्षेप की संभावनाएँ बढ़ जाती हैं। ये घटक ही भयानक बीमारी के कारण बनते हैं।

यदि कोलेस्ट्रोल और त्रि-ग्लिसराइड, जो रक्त में वसा के रूप में रहता है, का स्तर खून में अधिक बढ़ जाय तब उस व्यक्ति को कोलेस्ट्रोल और त्रि-ग्लिसराइड के सामान्य स्तर वाले व्यक्ति की अपेक्षा चार-पाँच बार अधिक हार्ट अटैक की सम्भावना बढ़ जाती है। इन हानिकारक घटकों का प्रभाव छोटी उम्र वालों पर अधिक प्रभावी

होता है।

उच्च रक्तचाप एक दूसरा हानिकर घटक है। यह घटक मध्य आयु वर्ग के लोगों पर अधिक प्रभाव डालता है। धूम्रपान सबसे अधिक हानिकारक घटक है और धूम्रसेवियों को अन्य लोगों की अपेक्षा चार से पाँच बार तक अधिक हार्ट-अटैक हो सकता है। जैसे-जैसे अधिक धूम्रपान किया जाता है, उसी अनुपात में यह खतरा भी बढ़ता जाता है। धूम्रपान छोटी उम्र वालों पर बहुत बुरा प्रभाव डालता है। प्रौढ़ एवं मध्य आयु वर्ग के लोगों को हार्ट-अटैक अधिक होता है। इसी तरह स्थूल शरीर एवं छोटी उम्र के स्थूल शरीर वाले लोगों को हार्ट-अटैक की बीमारी होना एक आम बात है।

आलसी और निष्क्रिय जीवन जीने वालों को भी हृदय-आक्षेप होता है। इसीलिए घूमना-फिरना, साइकिल चलाना, तैरना आदि अभ्यास हृदय-आक्षेप की रोकथाम के प्रभावी उपाय हैं। इसी तरह भावात्मक व उद्वेलित मानसिक स्थितियाँ भी हृदय-आक्षेप की बीमारी का मुख्य कारण बन जाती हैं। क्रोधी प्रवृत्ति भी इसका एक हानिकारक घटक है।

तीन माध्यम

इस दशक में हृदय-आक्षेप के निदान के लिए तीन सर्वश्रेष्ठ उपाय विकसित किए गए हैं, जैसे इलैक्ट्रो-कार्डियोग्राफी, जिसे आम भाषा में ई० सी० जी० कहते हैं एवं रक्त में एन्जाइम एक्टिविटी, विशेष रूप से एन्जाइम एसनीओटी और 'सी० पी० के०' सबसे अधिक उत्कृष्ट और विनिदिष्ट माध्यम हैं।

ठीक इसी प्रकार प्रतिबल परीक्षण माध्यम में भी काफी उन्नति हुई है। इन माध्यमों से हमें यह जानकारी मिलती है कि काम का अतिरिक्त भार हृदय सह सकता है अथवा नहीं तथा क्या इस काम का भार वहन करने के लिए उसे वांछित आक्सीजन की सम्पूर्ति हो रही है?

हृदय उसके कोष्ठकों तथा रक्त की उन नलिकाओं को, जिनके द्वारा आक्सीजन पहुँचाने का काम होता है, प्रभावित करना हार्ट-अटैक के इलाज का एक नवीनतम माध्यम है।

इको-कारडियोग्राफी द्वारा हृदय-रोग-निदान का एक अन्य सशक्त साधन है। हार्ट-अटैक चिकित्सा में यह एक महत्त्वपूर्ण उपलब्धि है और इसे बिना किसी असुविधा के आसानी ये किया जा सकता है। पिछले कुछ अर्से से इसकी तकनीक और यंत्रों में खासा विकास हुआ है।

इस दशक के मध्य से हार्ट-अटैक के निदान में रेडियो सक्रिय अनुज्ञापकों का प्रयोग भी अधिकाधिक किया जा रहा है। इसकी सहायता से हृदय-पेशी को प्रभावित किया जाता है, जिससे यह स्पष्ट रूप से निर्धारित हो जाता है कि हृदय-पेशियों में रक्त-पूर्ति पर्याप्त मात्रा में हो रही है, या कम मात्रा में। इसी तरह रक्त-पूर्ति में अवरोध के कारण मृत पेशी का निर्दिष्ट भाग (इनफ्रा रेडियो) रेडियो अनुज्ञापक यंत्रों की सहायता से प्रभावित व निर्धारित किया जाता है। निदान की इन विधियों में शल्यक्रिया के इस्तेमाल की आवश्यकता नहीं है, इसीलिए इसे अनाक्रामक विधि कहते हैं।

दूसरी विधि में वर्णात्मक वाहिका चित्रण के अध्ययन द्वारा हृदय की धमनियों का वीक्षण किया जाता है। इस विधि द्वारा रक्त का जमाव एवं उसके संचार-अवरोध का शल्यक्रिया करने से पहले ही पता चल जाता है। वास्तविकता तो यह है कि हृदय की रक्त-वाहिकाओं में अवरोध विक्षतियों के बढ़ जाने पर, इस विधि ने शल्यक्रिया को बहुत आगे बढ़ाया है। इस विधि को 'बाई-पास सर्जरी' कहते हैं। इस प्रकार हृदय वाहिकामय व अन्य नई जाँच की क्रियाओं में प्रगति और वृद्धि के साथ-साथ पूर्वापेक्षा इस बीमारी की दवाइयों में भी प्रगति हुई है और आने वाले दशक में और भी प्रगति होनी है।

रोकथाम

घातक बीमारियों की रोकथाम के लिए यह जरूरी है कि हानिकारक घटकों को पूर्णतः समाप्त कर दिया जाए। इसके लिए सबसे पहले भोजन पर ध्यान देना आवश्यक है। अधिक चर्बीयुक्त भोजन नहीं लेना चाहिए। विशेष रूप से पशुओं से मिलने वाले भोज्य पदार्थ जैसे मक्खन, घी, अंडे आदि का अधिक सेवन न करें। भारी तथा भरपेट भोजन से बचना चाहिए और अपने वजन का उचित संतुलन बनाये रखना चाहिए। शर्करा और अल्कोहल जैसे अतिरिक्त ऊर्जा के

स्रोतों का उपभोग कम किया जाना चाहिए। रक्त-चर्बी की जाँच के लिए कोलेस्ट्राल व त्रि-ग्लिसराइडस रक्त-जाँच लगातार करानी चाहिए।

इसी तरह रक्तचाप व मधुमेह की स्थिति को नियंत्रण में रखा जाना चाहिए। खासकर नवयुवकों को धूम्रपान बन्द करने के लिए हर संभव प्रयास करने चाहिए। सभी उम्र के (चाहे वे स्त्री हों या पुरुष) लोगों की शारीरिक सक्रियताओं को प्रोत्साहित किया जाना चाहिए। तनाव और संवेगात्मक स्थितियों से बचना चाहिए।

यदि किसी परिवार में हार्ट-अटैक के कारण किसी सदस्य की अल्पायु में मृत्यु हो गई हो, तो पैतृक हानिकारक घटकों के साथ-साथ ही उसके अन्य हानिकारक घटकों का भी मूल्यांकन किया जाना चाहिए। हृदय-रोग आधुनिक तौर-तरीकों, रहन-सहन और नवीन उपलब्धियों के कारण धीरे-धीरे बढ़ता जा रहा है अतः इसके लिए सभी आवश्यक सावधानियाँ बरती जानी चाहिए। लोगों के दिमाग से इस अनावश्यक भ्रम को निकाल देना अत्यावश्यक है कि छाती में होने वाला हर दर्द हार्ट-अटैक के कारण ही होता है। दृढ़ विश्वास के साथ कहा जा सकता है कि हार्ट-अटैक असाध्य रोग नहीं है और यदि इसका समय पर इलाज किया जाए तो आम तौर से यह रोग घातक नहीं होता है।

हृदय-धमनी रोग सम्बन्धी कुछ प्रश्नोत्तर

प्र०—खतरे के मुख्य कारक कौन-कौन से हैं ?

उ०—हृदय-धमनियों के हानिकर तत्त्व हैं : धूम्रपान, उच्च रक्तचाप, खून में चर्बी की अधिकता, मधुमेह और आलस्यपूर्ण जीवनचर्या। विभिन्न परिस्थितियों में विभिन्न कारक अधिक हानिकर सिद्ध होते हैं। जैसे पक्षाघात होने की स्थिति में प्रमुख खतरनाक कारण उच्च रक्तचाप होता है तो पैर की धमनियों की बीमारियाँ, जिसे 'वरजरस डिजीज' भी कहा जाता है जोखिम का कारण बन जाती हैं। धूम्रपान खतरे का सबसे मुख्य कारक है। वैसे तो हृदय-धमनियों की बीमारी में खून में चर्बी की बहुतायत, उच्च रक्तचाप, धूम्रपान व मधुमेह—लगभग सभी समान हानिकर कारक हैं। किन्तु इनमें रक्त में चर्बी की अधिकता अपेक्षाकृत अधिक खतरे का कारण होती है। दूसरे कारक इसके बाद आते हैं।

प्र०—हृदय-धमनी के अन्दर का व्यास कितना कम होने पर लक्षण प्रकट होते हैं ?

उ०—हृदय-धमनी के अन्दर का व्यास जब आधा रह जाए तो हृदय रोग के लक्षण शुरू हो जाते हैं। वैसे जब हृदय-धमनियाँ अधिक मोटी हो जाती हैं, या थक्का (क्लाट) के कारण रक्त का बहाव कम होने लगता है तो इस कमी की पूर्ति करने का काम दूसरी धमनियाँ अपने जिम्मे ले लेती हैं जिन्हें 'कोलेटरेड सरकुलेशन' कहते हैं। अगर प्रभावित धमनियों की संख्या या उनके ग्रसित होने की मात्रा इतनी अधिक हो जाए कि दूसरी धमनियाँ यह पूर्ति न कर सकें तो हृदय-धमनी-रोग प्रत्यक्ष रूप से उभर आता है।

प्र०—खून की धमनियों का मोटापन क्या ठीक हो सकता है ?

उ०—यह प्रसन्नता का विषय है कि पशुओं पर अब तक किये गये

प्रयोगों से यह संकेत मिले हैं कि ऐसा संभव है। इन प्रयोगों में पशुओं को अधिक चर्बी वाला खाना दिया गया जिससे उनकी हृदय-धमनियाँ मोटी व सख्त हो गईं। लेकिन जब उन्हीं पशुओं की चिकित्सा दवाओं, आहार सम्बन्धी सावधानियों व कुछ दूसरे तरीकों से चर्बी कम करके की गई और इन हानिकर कारकों से मुक्त किया गया तो इन धमनियों के मोटापे व सख्ती की प्रक्रिया कम हो गई या खत्म हो गई। अभी इन प्रयोगों को मनुष्यों पर आजमाने के बारे में निर्णायक अनुसंधान जारी हैं और हम सही फल पाने के प्रति आशावान हैं।

प्र०—हृदय-धमनियाँ मोटी व सख्त कैसे होती हैं ?

उ०—बढ़ती हुई उम्र के साथ शरीर की अन्य धमनियों की तरह हृदय-धमनियाँ भी मोटी व सख्त होने लगती हैं, इनके अन्दर का व्यास कम होने लगता है तथा रक्त-प्रवाह में रुकावट आने लगती है।

दूसरी स्थिति में कुछ कारणों जैसे उच्च रक्तचाप, अत्यधिक धूम्रपान या खून के छोटे-छोटे कणों से धमनियों की अन्दर की सतह टूट-फूट जाती है और यहाँ खून की चर्बी के कणों व रक्तकणों का जमाव होने लगता है। यह जमाव बढ़ने से रक्त-प्रवाह का रास्ता तंग हो जाता है, हृदय की मांसपेशी को आंशिक रूप से या पूर्ण रूप से आक्सीजन व पौष्टिक पदार्थों के मिलने में बाधा आने लगती है और हृदय समस्याओं से घिर जाता है। इसे 'कारोनरी आरटिरी डिजीज' अर्थात् हृदय-धमनियों की बीमारी के नाम से भी जाना जाता है।

प्र०—एन्जाइना क्या है ?

उ०—साधारण तौर पर एन्जाइना (हृदय-शूल) वास्तव में अपने आप में बीमारी नहीं होती बल्कि एक चेतावनी की घंटी है जो हृदय मनुष्य को देता है। इस शूल के माध्यम से हृदय यह बताता है कि उसे पर्याप्त मात्रा में आक्सीजन व रक्त उपलब्ध नहीं हो रहा है। जब हृदय को आक्सीजन व रक्त की जरूरत कम हो जाती है और उसकी आपूर्ति भी कम होने लगती है तो हृदय-शूल (एन्जाइना) होने लगता है। लेकिन ज्यों ही कमी को पूरा कर दिया जाता है तो हृदय-शूल खत्म हो जाता है। किन्तु अगर यह दर्द से एक लेकर पाँच मिनट या इससे ज्यादा देर तक रहे तो इसे खतरे का संकेत

मानकर तुरन्त इलाज की व्यवस्था करनी चाहिए।

यहाँ यह बात अवश्य कहूँगा कि सीने में होने वाला हरेक दर्द हृदय-शूल नहीं होता। हृदय-शूल ऊपर बताई गई अवस्था में ही माना जा सकता है।

प्र०—धूम्रपान हृदय पर किस तरह असर करता है ?

उ०—बीड़ी-सिगरेट के धुएँ में उपस्थित रासायनिक तत्त्व—निकोटीन व कार्बन मोनो आक्साइड आदि हृदय-धमनियों को मोटा व सख्त बनाते हैं तथा हृदय के आवश्यक रक्षात्मक तत्त्वों को कम करते हैं। इन तत्त्वों का ऊँचे घनत्व वाले 'लाइपो प्रोटीन' कहते हैं।

इस प्रकार सिगरेट पीने वालों को तो नुकसान होता ही है, आस-पास रहने व बैठने वालों के दिल पर भी सिगरेट के धुएँ का बुरा असर पड़ता है। सच बात तो यह है कि सिगरेट पीने वालों द्वारा छोड़े गए धुएँ का दूसरों के शरीर में जाना भी एक प्रकार का धूम्रपान ही है। हम इसे अपनी भाषा में 'पेसिव स्मोकिंग' कहते हैं। अतः सार्वजनिक संस्थानों, रेलगाड़ियों तथा बसों में धूम्रपान नहीं करना चाहिए। यदि आप सिगरेट-बीड़ी पीते हैं तो आपकी पत्नी पर भी इसका काफी बुरा असर होगा।

प्र०—क्या पाइप व सिगार से कम नुकसान होता है ?

उ०—ऐसा नहीं है कि पाइप या सिगार पीने का कोई असर नहीं होता, फिर भी यह सही है कि जितना ज्यादा नुकसान बीड़ी और सिगरेट पीने से होता है उससे कुछ कम नुकसान पाइप-सिगार से होता है। इसकी वजह यह है कि पाइप-सिगार पीने वाले धुएँ का कश उतना अपने अन्दर नहीं ले जाते हैं जितना सिगरेट पीने वाले ले जाते हैं। लेकिन देखा यह गया है कि सिगरेट पीने वाले व्यक्ति यदि सिगार या पाइप पीने लगें तो वे पहले की तरह ही बड़े कश लेने लगते हैं इसलिए उनको बीड़ी-सिगरेट पीने जैसी ही हानि पाइप-सिगार पीने से होती है।

प्र०—बीड़ी-सिगरेट पीने वाला अगर इसे छोड़ दे तो क्या फायदा होता है ?

उ०—इसका अच्छा प्रभाव अवश्य पड़ता है और यह देखा गया है कि दो साल तक धूम्रपान छोड़ने वाले व्यक्तियों के स्वास्थ्य का स्तर धूम्रपान न करने वाले व्यक्ति के लगभग बराबर हो जाता है।

प्र०—शराब का हृदय-रोग से क्या सम्बन्ध है ?

उ०—अधिक मदिरापान करने से हृदय पर अवश्य ही दुष्प्रभाव पड़ता है। एल्कोहल के प्रभाव से हृदय के सिकुड़ने की शक्ति क्षीण हो जाती है व हृदय-गति बेढब होने लगती है—जिसे हम 'ऐरिथमियास' कहते हैं। यह असर तो स्वस्थ व्यक्तियों पर होता है लेकिन हृदय-धमनी रोग से पीड़ित व्यक्ति पर ज्यादा शराब निश्चय ही अधिक घातक प्रभाव डालती है।

प्र०—'बाईपास' शल्यविधि क्या है ?

उ०—जैसा कि हमने पहले बताया धमनियों में थक्का (क्लाट) के कारण रक्त का बहाव रुक जाता है जिससे हृदय के उस भाग को रक्त का मिलना या तो बिल्कुल बन्द हो जाता है या आंशिक रूप से बहुत कम हो जाता है।

'बाईपास सर्जरी' एक ऐसी शल्यक्रिया है जिसके द्वारा इस रुके हुए रक्त-प्रवाह के लिए एक नया उपमार्ग बना दिया जाता है जिसके द्वारा रक्त इस नये रास्ते से हृदय की मांसपेशी को मिलने लगता है और इस धमनी का थक्का द्वारा रुका हुआ रास्ता 'बाईपास' होता है।

इसके लिए साधारणतया अपनाया जाने वाला तरीका यह है कि पैर की एक शिरा के एक छोर को शरीर की सबसे बड़ी धमनी ऐवरटा से जोड़ दिया जाता है और दूसरे छोर को हृदय-धमनी के उस भाग के नीचे जहाँ 'क्लाट' या थक्के के कारण रक्त-प्रवाह का रास्ता बन्द हो गया है।

'बाईपास' के अलावा और कई तरीके भी विकसित हो चुके हैं लेकिन 'बाईपास सर्जरी' अभी भी काफी प्रचलित है। यह विधि अपेक्षाकृत कहाँ तक उपयोगी है यह विवाद अब इससे जुड़ गया है।

प्र०—'बाईपास सर्जरी' के क्या लाभ होते हैं ?

उ०—1. यह शल्यक्रिया उन लोगों के लिए बहुत लाभदायक हैं जिनकी हृदय-धमनियों में ज्यादा संख्या में या किसी एक बड़ी धमनी में रक्त-प्रवाह का मार्ग अवरुद्ध हो गया है और जिसके कारण रोगी को हृदय-शूल के दौरे बहुत अधिक होने लगते हैं।

2. इस क्रिया के बाद व्यक्ति अधिक सक्रिय जीवन बिता सकता है अर्थात् इस क्रिया के परिणामस्वरूप उसकी जीवनी शक्ति बेहतर हो जाती है।
3. उम्र भी बढ़ जाती है और इस बीमारी से प्रभावित व्यक्ति ज्यादा दिन जिन्दा रह सकता है।

पर यह मानना भ्रामक होगा कि उपमार्ग शल्यक्रिया के परिणाम-स्वरूप हृदय-धमनी की मूल समस्या से पूरी तरह छुटकारा मिल गया है। इसलिए रोग दूर करने व उसके उपचार के साधनों के प्रति उदासीन रवैया नहीं अपनाना चाहिए तथा हृदय-धमनी के लिए हानिकर कारकों, जैसे—धूम्रपान, उच्च रक्तचाप, खून में चर्बी की बहुतायत तथा मधुमेह आदि को नियंत्रित रखना चहिए।

हृदय श्वसन जीवनदायिनी विधि

यदि मरीज को हृदय-शूल अर्थात एन्जाइना का दौरा पड़ गया है तो उसे फौरन आराम करना चाहिए। दर्द की स्थिति में रोगी को चलना-फिरना बन्द करके बैठकर विश्राम करना चाहिए। धमनी में रक्त-प्रवाह बढ़ाने के लिए हृदय चिकित्सक द्वारा बताई हुई दवा का सेवन फौरन करना चाहिए।

यदि दिल का दौरा बढ़ गया है और साँस रुक गई है या हृदय की गति बन्द हो गई है, तो उस अवस्था में व्यक्ति को नीचे सख्त जगह पर सीधा लिटा दें; खिड़की-दरवाजे खोल दें; सभी वस्त्र ढीले कर दें। यदि कृत्रिम दाँत लगे हों, तो उन्हें बाहर निकालकर मुँह का मार्ग साफ कर दें। हथेलियों को चित्र 15 के अनुसार हल्के-हल्के दबाएँ। हृदय-स्थान के ऊपर हथेली रखकर 6-7 धक्के लगाने के बाद अपने मुँह पर कपड़ा रखकर मरीज को साँस दें। यह क्रिया कम-से-कम एक मिनट में 10 से 12 बार करें।

अन्त में मैं यह कहना चाहूँगा कि हृदय-रोग से भयभीत होने की जरूरत नहीं है। अनेक बार देखा जाता है कि कुछ लोग बेवजह यह सोच-सोचकर परेशान रहते हैं कि वह हृदय-रोग के मरीज हैं, अब क्या होगा ! यह सोच ही अपने आप में एक मानसिक तनाव का कारण बन जाती है। इस धारणा को मन से निकाल देना चाहिए और

अपनी दिनचर्या, खाना-पीना, व व्यायाम आदि की ओर ध्यान देना चाहिए। समय-समय पर अपने रक्तचाप, रक्त में चर्बी व शकर, यूरिक अम्ल आदि की मात्रा की जाँच कराते रहना चाहिए। निदान व इलाज के नये-नये तरीके ईजाद हो गये हैं और हृदय-धमनी रोगों के नियंत्रण में काफी कुछ आशातीत सुधार हो गये हैं।

गुर्दे की रचना और कार्य

शरीर के अनेक महत्त्वपूर्ण अंगों—हृदय, मस्तिष्क, फेफड़े, जिगर आदि से शरीर की विभिन्न क्रियाओं का सम्पादन, संचालन होता है। गुर्दे भी इन शारीरिक क्रियाओं को चलाने में अत्यन्त महत्त्वपूर्ण योगदान करते हैं।

शरीर में दो गुर्दे होते हैं। एक दाईं ओर तथा दूसरा बाईं ओर (चित्र 17 देखिये)। यह पसलियों व कूल्हे के बीच में, मेरुदंड के बीच स्थिति होते हैं। गुर्दे सेम के बीज के आकार के होते हैं और इनका वजन लगभग 150 से 160 ग्राम तक होता है। गुर्दे की ऊपरी दीवार के अन्दर का भाग विशिष्ट प्रकार के तन्तुओं का बना रहता है जो 'रीनल पेरिनकाईमा' के नाम से जाना जाता है। यह दो भागों में बाहरी कारकोए व अन्दर के मेडुला में विभाजित हो जाता है। अन्दर का भाग अर्थात् मेडुला कटोरियों के आकार के छोटे व बड़े कक्षों में, जिन्हें 'केलिसेज' कहते हैं, बंट जाता है। ये केलिसेज अन्त में जुड़कर 'पेलमिस' का निर्माण करते हैं। 'पेलमिस' मूत्रनली अर्थात् यूरेटर में विलीन हो जाते हैं (चित्र-16) जो पेशाब की थैली (यूरिनरी ब्लेडर) में मूत्र जमा करने का काम करते हैं और यह पेशाब बाह्य मूत्रनली 'यूरेथ्रा' द्वारा शरीर से निष्कासित हो जाता है (चित्र-17)।

गुर्दे की कार्य करने वाली मुख्य इकाई नेफ़रान (चित्र-18) कहलाती है। मनुष्य के एक गुर्दे में करीब साढ़े बारह लाख नेफ़रान होते हैं। अर्थात् दोनों गुर्दों में पच्चीस लाख के करीब नेफ़रान होते हैं। यही नेफ़रान गुर्दे की समस्त कार्य-प्रणाली को सम्पादित-संचालित करते हैं।

गुर्दा : एक चौकस चौकीदार

1. हम जो भी खान-पीना खाते हैं, वह पाचन-क्रिया के बाद विभिन्न तत्त्वों के रूप में रक्त में मिश्रित हो जाता है। ये तत्त्व शरीर के विभिन्न अंगों को आवश्यक शक्ति प्रदान करते हैं। इन क्रियाओं के फलस्वरूप रक्त में कई अनावश्यक व अवांछित पदार्थ मिल जाते हैं। कभी-कभी खाने में सन्तुलन न रहने के कारण इन तत्त्वों का स्तर भी रक्त में सामान्य से अधिक बढ़ जाता है। इन अनावश्यक तत्त्वों का रक्त में स्तर बढ़ना हानिकारक होता है। गुर्दे इन बढ़े हुए अनावश्यक पदार्थों को मूत्र द्वारा शरीर से बाहर निकालने का काम करते हैं।

2. रक्त में विभिन्न तत्त्वों का आवश्यक उचित स्तर बनाये रखना गुर्दों का दूसरा कार्य है। नमक, प्रोटीन, शक्कर, सोडाबाइकार्ब, पोटेशियम, ऐमोनियम, यहाँ तक कि पानी की मात्रा का एक विशिष्ट स्तर शरीर में बना रहना अत्यन्त आवश्यक है अन्यथा शरीर कई प्रकार की बीमारियों का शिकार हो जाता है। इस विशिष्ट स्तर को कायम रखने का कार्य बहुत हद तक गुर्दे ही करते हैं।

होता यह है कि पाचन-क्रिया के बाद नमक, शक्कर, प्रोटीन, सोडाबाइकार्ब व अन्य अनावश्यक तत्त्व रक्त में मिश्रित हो जाते हैं व रक्त द्वारा गुर्दे तक पहुँचते हैं, गुर्दे इनमें से शरीर के लिए आवश्यक तत्त्व वापस भेज देते हैं और जो जरूरी नहीं हैं या अनावश्यक हैं, उन्हें मूत्र के रूप में शरीर के बाहर निकाल देते हैं।

उदाहरण के तौर पर यदि रक्त में सोडियम नमक की मात्रा कम हो जाए तो गुर्दा एक चौकस चौकीदार की तरह उसे बाहर निकलने से रोकता है, और यदि इसकी मात्रा जरूरत से ज्यादा हो जाए तो गुर्दे में इस तरह की प्रक्रियाएँ होती हैं कि सोडियम अधिक मात्रा में बाहर निकलने लगता है, इस तरह रक्त में इसका स्तर सामान्य बना रहता है। इसी प्रकार ग्लूकोज शरीर के लिए अत्यन्त आवश्यक तत्त्व है इसलिए गुर्दा इसको समूची मात्रा में रक्त में वापस कर देता है।

प्रोटीन भी शरीर के लिए बहुत आवश्यक है और इसी कारण गुर्दा प्रोटीन को भी समूची मात्रा में शरीर को वापस कर देता है।

पानी को ही लीजिए—एक स्वस्थ शरीर को दिन भर में 2 से

ढाई लिटर पानी की जरूरत होती है जबकि हम कई लिटर पानी पी जाते हैं। यकीन मानिये कि गुर्दे इस सारे अतिरिक्त पानी को शरीर के बाहर निकालकर ही चैन लेते हैं। आपको यह जानकर आश्चर्य होगा कि गुर्दे 15 लिटर पानी को शरीर से बाहर निकालने की क्षमता रखते हैं। यह बात दूसरी है कि शरीर की हारमोन पैदा करने वाली कुछ ग्रंथियाँ भी इस क्रिया में मदद करती हैं।

3. गुर्दे का तीसरा कार्य बहुत ही महत्त्वपूर्ण है। शरीर में अम्ल और क्षार का सन्तुलन होना अत्यावश्यक है। यदि इनका सन्तुलन बिगड़ जाये तो इसके भयंकर परिणाम होते हैं। रक्त में अम्ल और क्षार का एक विशिष्ट अनुपात रहता है। रक्त की पी० एच० 7.35-7.44 के एक विशिष्ट स्तर पर बनी रहती है। इसके थोड़े से परिवर्तन से शरीर की, खासकर मस्तिष्क की, कार्यप्रणाली गड़बड़ा जाती है। गुर्दा इस पी० एच० के स्तर को सीमित बनाये रखने का महत्त्वपूर्ण कार्य निरन्तर करता है।

बीमार गुर्दा

गुर्दे की कार्य की इकाई नेफ़रान है जिनकी संख्या साढ़े बारह लाख प्रत्येक गुर्दे में होती है। जब किन्हीं कारणों से गुर्दा अपने कार्य को आंशिक रूप से या पूरी तरह से पूर्ण नहीं कर पाता तो मनुष्य गुर्दे की बीमारी का शिकार हो जाता है। होता यह है कि बीमारी के कारण अगर कुछ नेफ़रान काम करना छोड़ दें तो दूसरे नेफ़रान उनका काम अपने जिम्मे ले लेते हैं। फिर ऐसी स्थिति भी आ जाती है जब काम करने लायक इतने नेफ़रान न रह जाएँ कि गुर्दा अपनी जिम्मेदारी निभा सके। उस स्थिति को हम 'रीनल फेल्यर' अर्थात गुर्दे की कार्यप्रणाली का छिन्न-भिन्न होना कहते हैं। गुर्दे की बीमारी की गम्भीरता इस बात पर निर्भर करती है कि प्रभावित गुर्दे के कितने नेफ़रान क्षतिग्रस्त होने से बच गये हैं।

जब एक गुर्दा बेकार हो जाता है तब दूसरा गुर्दा उसका भी काम अपने जिम्मे ले लेता है। यदि यह गुर्दा स्वस्थ रहता है तो शरीर के लिए आवश्यक सन्तुलन का कार्य वर्षों तक करता रहता है लेकिन यदि दूसरा गुर्दा भी काम करना बन्द कर दे तो फिर नया गुर्दा लगाने

(ट्रान्सप्लेन्टेशन) की नौबत तक आ जाती है। आजकल गुर्दा रोपण की बात आम हो गई है। वैसे कुछ समय तक 'डायलिसिस' से काम चलाया जा सकता है पर यह कोई स्थायी इलाज नहीं है।

गुर्दे की बीमारी के प्रमुख लक्षण

1. पेशाब का बार-बार आना और रात में भी कई बार पेशाब होना (नाक्टरिया)।
2. यथोचित मात्रा में पानी लेने के बाद भी पेशाब की मात्रा में कमी होना।
3. पेशाब करते समय दर्द व जलन का होना।
4. पेशाब में खून का आना।
5. गुर्दे के क्षेत्र में तेज दर्द के दौरे, जो पथरी या गुर्दे के संक्रमण अथवा अर्बुद (ट्यूमर) के द्योतक होते हैं।
6. छपाके या पित्ती निकलना। यह ऐलर्जी के रूप में मानी जाती है पर कभी-कभी इस भयंकर ऐलर्जी का कारण छिपी हुई गुर्दे की बीमारी भी हो सकती है।
7. उच्च रक्तचाप : उच्च रक्तचाप गुर्दे को हानि पहुँचाता है और यदि एक बार गुर्दा क्षतिग्रस्त हो जाये तो उसके कारण रक्तचाप बढ़ता है।
8. सूजन आना : गुर्दे के रोगियों के मुँह पर, खासकर आँखों के आस-पास सूजन आ जाती है। यह सूजन विशेषकर सुबह के समय देखी जाती है।
9. खाने में अरुचि, जी मिचलाना, उल्टी होना।
10. बुखार का बार-बार होना, खासकर ठंड के साथ।
11. कमजोरी, खासकर मांसपेशियों में।
12. गुर्दे की बीमारी से प्रभावित दूसरे अंगों से सम्बन्धित लक्षण, जैसे कि दिमाग पर असर, चर्मरोग, फेफड़े की बीमारियाँ आदि।
13. पथरी का पेशाब के साथ-साथ निकलना।

यदि ये लक्षण प्रकट हों तो व्यक्ति को गुर्दे से सम्बन्धित बीमारियों के लिए जाँच करानी चाहिए। यदि यह रोकथाम समय पर नहीं की गई तो बीमारी बढ़ जाने से गम्भीर स्थिति पैदा हो सकती है और

यह भी नौबत आ सकती है कि गुर्दे पूर्णरूप से काम करना बन्द कर दें, इसे ही रीनल फेल्यर कहते हैं।

गुर्दा-रोग सम्बन्धी सावधानियाँ

1. गुर्दे रोग सम्बन्धी लक्षणों—जैसे पेशाब में जलन, खून या पस का आना, मुँह व आँख के आसपास सूजन आदि के प्रकट होते ही विशेषज्ञ से परामर्श करें।
2. रक्तचाप के बढ़ते ही निदान करें। 35 से 55 वर्ष की आयु के आसपास रक्तचाप बढ़े तो निदान आवश्यक है, क्योंकि इस तरह के रक्तचाप से मुक्ति पाना सम्भव है।
3. पथरी व पेशाब में रुकावट के अन्य कारणों की उपेक्षा न करें बल्कि फौरन जाँच व इलाज करायें।
4. ठण्ड के साथ बार-बार बुखार आने पर इसका निदान करायें।
5. गले में बार-बार ख़राश होने पर निदान व इलाज करायें, उपेक्षा न बरतें।
6. आहार सम्बन्धी सावधानियाँ रखें। नमक की मात्रा में 2 से 3 ग्राम तक कम कर दें। पर्याप्त मात्रा में पानी तथा प्रोटीन पदार्थों का सेवन करें।
7. रक्तचाप और मधुमेह की बीमारी को नियंत्रित रखें।
8. गर्भावस्था में खासकर 6 माह और प्रसव के पहले विशेष सावधानियाँ बरतें।
9. गुर्दा रोपण में मरीजों को विशेष सावधानी बरतनी चाहिए।
10. गुर्दे की बीमारी का विधिवत इलाज करायें।
11. गर्भावस्था में नियमित जाँच आदि करायें, विशेषज्ञ से परामर्श करें।

निष्कर्षतया गुर्दे के मरीजों को निराशा नहीं होनी चाहिए। गुर्दे की बीमारी के निदान व इलाज के नये-नये आधुनिक तरीके ईजाद हो गये हैं। हम आज जटिल से जटिल गुर्दे की बीमारी पर काबू पाने में सक्षम हैं। आप अपनी ओर से सिर्फ इतना करें कि गुर्दे की बीमारी के लक्षण शुरू होते ही विशेषज्ञ से परामर्श करें; दूसरे शब्दों में, इस बीमारी को बढ़ने न दें।

गुर्दा रोग सम्बन्धी कुछ प्रश्नोत्तर

प्र०—पेशाब क्या है ?

उ०—स्वस्थ मनुष्य सामान्यतः दिन भर में करीब डेढ़ लिटर पेशाब करता है। इसमें मुख्यतः पानी के साथ-साथ बहुत से ऐसे पदार्थ होते हैं जिनकी शरीर को जरूरत नहीं रहती और स्वस्थ शरीर के लिए इनका बाहर निकल जाना ही आवश्यक होता है। यह भी विशेष उल्लेखनीय है कि इनमें कुछ प्रमुख तत्त्व हैं—अम्ल, क्षार, यूरिया एसिड, पोटेशियम, सोडियम, कैल्शियम, यूरिया, अमोनिया आदि।

प्र०—पेशाब किस प्रकार बनता है ?

उ०—गुर्दे के कार्य करने की इकाई नेफ़रान होती है; जिनकी संख्या दोनों गुर्दों में 25 लाख के लगभग होती है। इसके मुख्य भाग ग्लामरूल्स व टब्यूल होते हैं। टब्यूल तीन भागों में—ऊपरी, मध्य और निचला या अंतिम भागों में विभाजित हो जाते हैं। ग्लामरूल्स में 24 घण्टे में करीब 180 लिटर खून आता है। ग्लामरूल्स छोटी-छोटी रक्त-धमनियों के गुच्छों का बना होता है। इसमें एक झिल्ली होती है जिसे बेसमेंट मेम्ब्रेन कहते हैं। खून में पानी के अलावा प्रोटीन, रक्तकण, शक्कर, सोडियम, पोटेशियम, कैल्शियम, यूरिया, अम्ल, क्षार, अमोनिया आदि तत्त्व मिले रहते हैं। इनका अनुपात शरीर में इनके स्तर के अनुपात में होता है। इनमें कुछ तत्त्व तो शरीर के लिए अत्यन्त आवश्यक होते हैं और कुछ आंशिक रूप से। गुर्दा इस रक्त को छानता है। यह छानने का काम ग्लामरूल्स की झिल्ली करती है और प्रोटीन व रक्तकण जैसे तत्त्वों, जिनका मोल्यूकुलर वजन 40,000 डालटन के ऊपर होता है, को वापस कर देती है। इससे कम वजन वाले तत्त्व छनकर नेफ़रान

के ऊपरी भाग में जाते हैं और नेफ़रान के इस भाग में पानी के अलावा, शक्कर, सोडियम, पोटेशियम, कैल्शियम, क्रियेटेनिन व अमोनिया अम्ल आदि तत्त्व सोख लिये जाते हैं और पुनः रक्त में मिल जाते हैं। बाकी बचे हुए तत्त्व शरीर की जरूरत के अनुसार बीच के या अन्तिम भाग में जज्ब हो जाते हैं। शेष बचा हुआ पानी व अन्य तत्त्व पेशाब द्वारा बाहर निकल जाते हैं। आपको यह जानकर आश्चर्य होगा कि करीब 24 घण्टे में 105 ग्राम ग्लूकोज गुर्दे में आता है और सबका सब रक्त में वापस हो जाता है। 600 ग्राम सोडियम से सिर्फ 6 ग्राम ही पेशाब में, 35 ग्राम पोटेशियम से सिर्फ 2 ग्राम, 5 ग्राम कैल्शियम से सिर्फ 200 मिली ग्राम, व 60 ग्राम यूरिया से 35 ग्राम और 180 लिटर पानी से सिर्फ डेढ़ लिटर पानी पेशाब द्वारा शरीर से बाहर निकलता है। इन तत्त्वों का निष्कासन उनके रक्त के स्तर पर और नेफ़रान के अपने स्वास्थ्य पर निर्भर करता है।

प्र०—रक्तचाप का गुर्दे से क्या सम्बन्ध है ?

उ०—रक्तचाप से पीड़ित 10 से 16 प्रतिशत व्यक्तियों में गुर्दे की बीमारी ही उच्च रक्तचाप का कारण पाई गई है। उच्च रक्तचाप गुर्दे को क्षतिग्रस्त करता है और गुर्दे की बीमारियाँ रक्तचाप बढ़ाती हैं। गुर्दे की प्रमुख बीमारियाँ हैं—

नेफ़राइटिस : इस बीमारी में मुँह पर सूजन, पेशाब में खून व उच्च रक्तचाप होता है। इसके पहले 2-3 सप्ताह गले में खराश की शिकायत रहती है।

पाइलोनेफ़राइटिस (जीवाणु संक्रमण द्वारा) : इस बीमारी में बार-बार बुखार के दौरे, पेशाब में पस व खून तथा उच्च रक्तचाप होता है।

पथरी की बीमारी, प्रोस्टेटग्रन्थि का बढ़ना : गुर्दे के बीच में तेज दर्द के दौरे, पेशाब में खून व पेशाब का रुक-रुककर आना व उच्च रक्तचाप होना।

गुर्दे का तपेदिक :

गुर्दे को रक्त पहुँचाने वाली धमनियों की बीमारियाँ : गुर्दे को रक्त पहुँचाने वाली धमनियों में बल पड़ने के कारण रक्तचाप बढ़ जाना या थक्के (क्लाट) जमा हो जाना। इस तरह के मरीज पर

35 या 55 वर्ष की उम्र में इस बीमारी का अधिक प्रभाव होता है। **गर्भावस्था :** गर्भावस्था के छह से नौवें माह में और बच्चा पैदा होने के हफ्ता-दस दिन पहले सूजन आना, पेशाब में प्रोटीन का जाना, रक्तचाप बढ़ जाना।

मधुमेह के कारण गुर्दे की बीमारी

कोलेजन सम्बन्धी बीमारियाँ : दूसरी स्थिति में जब गुर्दे को अपना खुद का कार्य चलाने के लिए खून की मात्रा कम मिलने लगती है तो गुर्दे में रेनिन नामक एक एन्जाइम बनता है जिसकी एक विशेष प्रोटीन पर प्रक्रिया के फलस्वरूप एक विशेष प्रकार का पदार्थ बनता है जो एक ओर तो रक्त की धमनियों में सिकुड़न पैदा करता है तथा दूसरी ओर हारमोन ग्रन्थियों से मिलकर एक ऐसा हारमोन बनाता है जो रक्त में नमक का स्तर बढ़ाता है। इससे हृदय की कार्यप्रणाली प्रभावित हो जाती है और परिणाम होता है—उच्च रक्तचाप।

प्र०—डायलिसिस का क्या उपयोग है ?

उ०—जब गुर्दे किसी कारणवश आंशिक या पूर्ण रूप से काम करना बन्द कर देते हैं तो एक ओर रक्त में कुछ तो विषैले पदार्थ इकट्ठे होने शुरू हो जाते हैं तथा रक्त के कुछ विषैले पदार्थ यूरिया, अमोनिया, पानी, क्रियेटेनिन, पोटेशियम, सोडियम आदि सामान्य से अधिक स्तर में इकट्ठे हो जाते हैं, जो शरीर के महत्त्वपूर्ण अंगों जैसे हृदय, मस्तिष्क, आँतों, शिराओं आदि की कार्यप्रणाली को प्रभावित करते हैं। इस अवस्था को 'रीनल फेल्यर' कहते हैं। इस समय इन पदार्थों को शरीर से बाहर निकालने व अशुद्ध रक्त को इन विषैले तत्त्वों से शुद्ध करने की, और दूसरे तत्त्वों का सामान्य स्तर बनाने की विधि को ही 'डायलेसिस' कहते हैं। यह दो प्रकार से काम में आती है। इसमें से एक में पेट के ऊपर की झिल्ली, जिसे 'पेरीटोनियम' कहते हैं, को प्रय़ोग में लाया जाता है व दूसरी विधि में एक विशेष प्रकार की मशीन से काम लिया जाता है जो कृत्रिम गुर्दे का कार्य करती है। पहली विधि 'पेरीटोनियम डायलेसिस' में पेरीटोनियम छानने की झिल्ली का काम करता है तथा दूसरी विधि 'हीमो डायलिसिस' में किसी पदार्थ की बनी कृत्रिम

सेलोफेन झिल्ली होती है जो छानने का काम करती है। आजकल इन विधियों और मशीनों में काफी सुधार हुआ है। मैं पिछले वर्ष एक अध्ययन के सिलसिले में विदेश गया था तो पाया कि 50,000 व्यक्ति डायलिसिस पर ही जीवित हैं। डायलिसिस यूनिट में कुछ पलंग गुर्दे के रोगियों के प्रशिक्षण के लिए रखे जाते हैं ताकि वे डायलिसिस अपने घर में अपने आप कर सकें। वहाँ होम डायलिसिस अधिक प्रचलित है। इसमें धन व समय की बचत होती है और अस्पताल के यंत्र दूसरे जरूरतमंद मरीजों के उपयोग में आ जाते हैं।

प्र०—गुर्दा रोपण किस प्रकार किया जाता है ?

उ०—गुर्दा रोपण बीसवीं सदी की मेडिकल साइंस की सबसे बड़ी देन है। यह प्रयोग के रूप में शुरू की गई थी और एक स्वप्न-सा लगती थी। लेकिन आज यह स्वप्न—साकार रूप में बदल गया है। आजकल गुर्दा रोपण बहुत प्रचलित हो गया है। यह गुर्दा जिन्दा व्यक्ति का भी हो सकता है और व्यक्ति की मृत्यु के 2 घण्टे के अन्दर निकाला गया गुर्दा भी प्रयोग में लाया जा सकता है। हर शरीर हर गुर्दे को स्वीकार नहीं करता। अतः इसे जानने के लिए काफी नये तरीके जैसे कम्प्यूटर का प्रयोग आदि को विकसित किया गया है। इससे यह जानने में विशेषज्ञों को कठिनाई नहीं होती कि किस शरीर में कौन-सा गुर्दा काम आ सकता है। अब यह जरूरी नहीं है कि सम्बन्धियों के ही गुर्दे काम में आ सकते हों।

गुर्दा रोपण के मरीजों को विधिवत समय-समय पर विशेषज्ञ से जाँच कराते रहना आवश्यक है क्योंकि ऐसा देखा गया है कि शरीर 5 साल के बाद भी बाहरी गुर्दे को अस्वीकार कर सकता है। गुर्दा रोपण सम्बन्धी दूसरी समस्याएँ भी पैदा हो सकती हैं जिनकी देखभाल भी आवश्यक है।

शरीर यदि बाहरी गुर्दे को स्वीकार कर ले तो यह गुर्दा प्राकृतिक गुर्दे जैसा ही काम करता है। गुर्दे के काम बन्द करने से गुर्दा फेल होने वाले मरीजों की संख्या अत्यधिक बढ़ती जा रही है। अतः गुर्दे दान करने की प्रवृत्ति को बढ़ावा दिया जाना चाहिए।

साँस फूलना एक घातक लक्षण

साँस फूलना अपने आप में कोई बीमारी नहीं बल्कि किसी अन्य बीमारी का गम्भीर लक्षण जरूर है। इसलिए साँस फूलने की स्थिति में रोगी को चिकित्सक से तुरन्त सलाह लेनी चाहिए, ताकि वास्तविक बीमारी को जानकर उसका इलाज किया जा सके। साँस लेने में दिक्कत होने का मतलब यह नहीं है कि कोई बीमारी जरूर ही होगी, एकाएक अधिक परिश्रम या दौड़ने-भागने से भी साँस फूल जाता है, जो थोड़े समय के बाद अपने आप सामान्य हो जाता है।

आम तौर पर हम एक मिनट में 20 बार साँस लेते हैं, अगर साँस लेने की यह गति बढ़ जाये और हमें साँस लेने में दिक्कत या परेशानी महसूस होने लगे तो इसे साँस फूलना मानना चाहिए। यह स्थिति कम या अधिक गम्भीर भी हो सकती है। कुछ रोगों की कम गम्भीर अवस्था में चलने-फिरने में व बहुत गम्भीर अवस्था में बैठे रहने पर भी साँस फूल सकता है।

साँस फूलने पर कुछ लोग बताते हैं कि वह पूरा साँस नहीं ले पा रहे हैं, कुछ छाती में सिकुड़न या वजन महसूस करते हैं, तो कुछ 'सीने में जलन' से परेशान रहा करते हैं। ये सब लक्षण भिन्न-भिन्न होने पर भी वास्तव में एक ही लक्षण के विभिन्न रूप होते हैं।

कुछ खास बीमारियों से पीड़ित व्यक्तियों को विशेष तरह से साँस फूलने की शिकायत हो जाती है। बायीं या दायीं तरफ लेटने से साँस फूलना हृदय-रोग का लक्षण है। साँस फूलने के दौरे बार-बार पड़ें तो इसका दूसरा सम्बन्ध हृदय-रोग या दमा से समझना चाहिए। अगर साँस फूलना कुछ हफ्ते से कुछ महीनों तक जारी रहे तो इसका कारण रक्त की कमी, मोटापा, गर्भावस्था, हृदय-रोग या फेफड़े के किसी भाग में पानी जैसा कुछ भी हो सकता है। इस प्रकार साँस फूलने के अनेक

कारण हो सकते हैं, जैसे दिल की बीमारी, फेफड़े की बीमारी, चिन्ता या मानसिक तनाव, रक्त की कमी, मोटापा, पक्षाघात की बीमारी, गुर्दे की खराबी व मधुमेह के मरीजों का अचेतन अवस्था में चले जाना इत्यादि।

अगर साँस का दौरा एकाएक पड़ जाये तो आम तौर पर इसका सम्बन्ध दिल की बीमारी, फेफड़े की बीमारी या किसी कारण साँस की नली के अवरुद्ध होने से होता है। रात को पड़ने वाले दौरों का सम्बन्ध दिल की बीमारी, दमा या अधिक रक्तचाप से होता है।

पुरानी खाँसी, फेफड़ों के फूल जाने, फेफड़ों में गर्द व धातुकण जमा होने से भी साँस फूलने लगता है। कैंसर-पीड़ित रोगियों में साँस फूलना वर्षों तक चलता रहता है।

साँस फूल जाने मात्र से यह नहीं मान लेना चाहिए कि व्यक्ति को दिल की बीमारी हो गई है। दिल की बीमारी के रोगियों का साँस थोड़े से परिश्रम से ही फूलने लगता है जबकि स्वस्थ व्यक्ति को काफी मेहनत करने पर ऐसा होता है। हृदय-रोग की भीषणता जैसे-जैसे बढ़ जाती है, वैसे-वैसे इन रोगों के रोगी का साँस थोड़े से परिश्रम से भी फूलने लगता है। बाद में ऐसी स्थिति आ जाती है जब बैठे रहने पर भी साँस फूलने लगता है। ऐसा रात में अधिक होता है। साँस की यह बीमारी नींद नहीं आने देती। फेफड़े की बीमारी के कारण अगर साँस फूलता है तो खाँसी के साथ बलगम निकल जाने पर साँस फूलने से राहत मिल जाती है।

साँस फूलने की स्थिति में हमें क्या करना चाहिए, इस प्रश्न का उत्तर सहज ही नहीं दिया जा सकता क्योंकि यह अपने आप में कोई बीमारी न होने के कारण इसका कोई खास इलाज नहीं है। इसलिए इलाज उस रोग का होना चाहिए, जिसके कारण यह स्थिति पैदा हुई है। चूँकि उसका निर्णय डॉक्टर ही कर सकते हैं अतः मेरा सुझाव है कि साँस फूलना शुरू होते ही चिकित्सक से सलाह लेनी चाहिए।

पथरी रोग : एक सर्वेक्षण

पथरी की बीमारी पुरानी और जानी-मानी है। आपको यह जानकर आश्चर्य होगा कि मिस्र देश (ईजिप्ट) के 7000 साल पुराने सुरक्षित शवों में भी पथरी पाई गई है। विश्व के कुछ विख्यात व्यक्ति जैसे नेपोलियन बोनापार्ट व क्रामवेल आदि भी पथरी रोग से ग्रस्त थे।

पथरी के अवयव

पथरी रासायनिक तत्त्वों जैसे कैल्शियम ऑक्झलेट या कैल्शियम फास्फेट अथवा एर विशेष प्रकार की प्रोटीन-सिसटीन या यूरिक एसिड, मैगनीशियम, अमोनियम फासफेट आदि के गुर्दे या मूत्रनली या मूत्र-थैली में जमा हो जाने से बनती है (चित्र 19)। 60 से 70 प्रतिशत पथरियाँ कैल्शियम ऑक्झलेट या पोटेशियम फास्फेट से बनती हैं और 90 प्रतिशत पथरियाँ गुर्दे व आंतरिक मूत्रनली अर्थात यूरेटर में पाई जाती हैं। भिन्न-भिन्न तत्त्वों की पथरियाँ अलग-अलग आकार की बनती हैं, जैसे कुछ चिकनी तो कुछ खुरदरी और कुछ फुंगशी वाली काँटेदार पथरियाँ बन जाती हैं।

पथरी बनने के प्रमुख कारण

1. संक्रमण अर्थात 'इन्फेक्शन' यदि बार-बार हो और विशेषकर प्रोटिअस व स्टेफलोकोकेस नामक जीवाणु से हो तो पथरी रोग की संभावना अधिक होती है। इसका एक कारण तो यह है कि इन जीवाणुओं में यूरिया नामक तत्त्व को विनष्ट (डीकमपोज़) करने की क्षमता होती है और बार-बार संक्रमण के कारण क्षति-ग्रस्त गुर्दे का भाग एक अंकुर अर्थात नीड्स का काम करता है, और इस पर पथरी बनाने वाले तत्त्वों, जैसे कैल्शियम ऑक्झलेट,

या कैल्शियम फास्फेट अथवा यूरिया एसिड का जमाव होते-होते पथरी बन जाती है।

2. पीछे बताया गया है कि गुर्दे में रक्त के साथ बहुत से तत्त्वों जैसे कैल्शियम, यूरिक एसिड, सिसटीन आदि आते हैं और इन तत्त्वों की मात्रा बढ़ जाने पर वे तत्त्व पेशाब द्वारा शरीर के बाहर निकाल दिये जाते हैं। पर यदि किन्हीं कारणों से रासायनिक तत्त्व उतनी अधिक मात्रा में गुर्दे में आते हैं कि जज्ब होने के बाद गुर्दे इनको शरीर से बाहर नहीं निकाल पाते, तो ये तत्त्व गुर्दे में जमा होने लगते हैं। गुर्दे के उस भाग में ये तत्त्व विशेष रूप से जमा होते हैं जो पहले से ही संक्रमण के कारण या अन्य किसी कारण से क्षतिग्रस्त हो चुका हो। यदि एक बार जमाव-क्रिया शुरू हो गई, तो फिर परत पर परत का बनना शुरू हो जाता है। परिणामतः पथरियों का बनना शुरू हो जाता है। पथरी बनने से मूत्र के बहाव में रुकावट शुरू हो जाती है और इस रुकावट से संक्रमण को बढ़ावा मिलता है। इससे पथरी बनाने वाले कणों के जमाव की प्रक्रिया में बढ़ोतरी होती है, और इस तरह यह दुष्क्रम पथरी-संक्रमण अर्थात पथरी बनने को बढ़ावा देता है।

इन तत्त्वों का संतुलन या तो असंतुलित आहार के कारण बिगड़ता है या कुछ हारमोन ग्रंथियों, जैसे पेराथॉयराइड की बीमारी के कारण कैल्शियम हड्डियों से अधिक मात्रा में रिसता है और रक्त में इसका स्तर बढ़ जाता है। इसी प्रकार गठिया (गाउट) नामक जोड़ों के रोग की बीमारी में भी यूरिक एसिड शरीर में अत्यधिक मात्रा में बनना शुरू हो जाता है, जिसका जमाव पथरी रोग का कारण बनता है।

3. आलस्यपूर्ण जीवन व्यतीत करना भी पथरी रोग का एक कारण बनता है। प्रोटीन का आहार में अत्यधिक मात्रा के सेवन से भी पथरी बनने की संभावना बढ़ जाती है।

4. इसके अलावा पथरी बनने का एक और महत्त्वपूर्ण कारण है—पेशाब में अम्ल व क्षार का असंतुलन। पेशाब में अम्ल व क्षार का एक विशेष संतुलन रहता है। जब पेशाब में अधिक अम्ल हो जाता है अर्थात 'एसिटिक' हो जाता है तो ऑक्झलेट व सिसटीन नामक

तत्त्व जमना शुरू हो जाते हैं। इसी प्रकार अत्यधिक क्षार (अलकलाइन) की स्थिति में फास्फेट जमना शुरू हो जाता है।

5. पैतृक कारणों से यदि व्यक्ति के गुर्दे का विकास सामान्य नहीं होता है तो इस तरह के गुर्दे के संक्रमण व पथरी रोग से पीड़ित होने की संभावना स्वस्थ गुर्दे की अपेक्षा कहीं अधिक होती है।

रोकथाम

1. गुर्दे अथवा आंतरिक व बाहरी मूत्रनली या मूत्रथैली में संक्रमण (इन्फैक्शन) हो तो फौरन इलाज करायें। पेशाब का बार-बार होना, पेशाब करते समय दर्द होना, बुखार, पेशाब में खून या पेशाब का रुकना मूत्रनली में संक्रमण के द्योतक हैं। यदि इस संक्रमण का कारण प्रोटियस या स्टेफलोकोकस नामक जीवाणु है, जिसका पता पेशाब की जाँच से लग जाता है, तो अविलम्ब इलाज कराना चाहिए। चूँकि मधुमेह संक्रमण की संभावना को बढ़ावा देता है अतः मधुमेह को नियंत्रित रखें।
2. पथरी से पीड़ित या संभावित व्यक्तियों को खान-पान संबंधी सावधानियाँ बरतना आवश्यक है। जैसे पनीर, आइसक्रीम, दूध या दूध से बने पदार्थों का अत्यधिक सेवन न करें। मछली खासकर महीन हड्डी वाली, सूखे मेवे, चुकंदर, चाय, काफी, कोका, पत्ते वाली सब्जियाँ, खासकर पालक अधिक मात्रा में न खायें क्योंकि इन पदार्थों में कैल्शियम व ऑक्झलेट की मात्रा अधिक होती है। इसी प्रकार मांस में भी इन तत्त्वों की मात्रा अधिक रहती है। जिगर व मस्तिष्क के मांस का अधिक सेवन न करें।
3. आहार संतुलित होना आवश्यक है तथा प्रोटीन की मात्रा जरूरत के अनुसार निर्धारित होनी चाहिए।
4. पथरी की संभावना 30 से 50 वर्ष की आयु में अधिक होती है। अतः इस उम्र के व्यक्तियों को यों भी इन पदार्थों का संतुलित मात्रा में सेवन करना चाहिए।
5. आलस्यपूर्ण जीवनचर्या त्याग दें और अगर अधिक समय तक बिस्तर पकड़ना पड़ जाए तो और अधिक सावधानी बरतनी चाहिए।

6. किसी भी कारण से पेशाब के बहाव में रुकावट होने पर फौरन चिकित्सा करायें। इसी प्रकार मधुमेह का नियंत्रण आवश्यक है क्योंकि दोनों ही परिस्थितियों में पथरी रोग को बढ़ावा मिलता है।
7. हारमोन ग्रंथियों और गठिया (गाउट) नामक रोग का फौरन निदान व चिकित्सा करायें।
8. यदि पथरी के कारण पेशाब में रुकावट हो रही हो और बार-बार संक्रमण हो रहा हो, तो पथरी को अविलम्ब निकलवा देना चाहिए अन्यथा गुर्दे के क्षतिग्रस्त होने की संभावना काफी अधिक होती है।
9. अनुभव से स्पष्ट है कि जब पथरियों का आकार 5 मि० मी० से कम होता है और ये पथरियाँ गुर्दे के विशेष भाग पेलविस में होती हैं, तो इस प्रकार की पथरियाँ खिसककर आंतरिक मूत्र-नली के निचले भाग में आकर स्थित हो जाती हैं—इन्हें बहुत सरलता से निकाला जा सकता है।
10. एक बार पथरी से मुक्त होने के बाद यदि पथरी बनने के कारणों का समुचित इलाज न हुआ हो तो अक्सर देखा गया है कि 70 प्रतिशत व्यक्तियों में पुनः पथरी बनने लगती है। अतः पथरी बनने के कारणों का निदान और निवारण करना आवश्यक है।
11. कुछ पथरियाँ जैसे गुर्दे के पेलविस नामक भाग में बनने वाली पथरियाँ 5 मि. मि. से कम आकार की या आंतरिक मूत्रनली के निचले भाग में स्थित पथरियाँ या मूत्रथैली की पथरियाँ खिसक-कर अपने आप ही बाहर निकल जाती हैं। कुछ ऐसी दवाएँ भी ईजाद हुई हैं जो पथरियों को छोटा कर निकालने में सहायता देती हैं।
12. पथरियों को अपने आप निकालने के लिए पानी कुछ अधिक मात्रा में पीना चाहिए। कम-से-कम 3 लिटर पानी प्रतिदिन पीना चाहिए। रात में भी पानी पीकर सोना चाहिए। कैल्शियम ऑक्झलेट की पथरी से पीड़ित व्यक्तियों को पानी अधिक मात्रा में पीना चाहिए ताकि पेशाब अधिक बने और अधिक मात्रा में निकले। अपनी मर्जी से दवाएँ, खासकर विटामिन 'डी',

विटामिन 'सी' व आमाशय के अम्ल को निष्क्रिय बनाने वाली दवाएँ (ऐन्टी-एसिड) चिकित्सक के परामर्श के बिना न लें।

यहाँ एक बात आग्रहपूर्वक कह देना चाहता हूँ कि पथरी रोग के निदान व इलाज में अनुसंधान के फलस्वरूप आशातीत प्रगति हुई है। अल्ट्रासाउंड नामक निदान की नई विधि ने तो पथरी के निदान की परिपाटी ही बदल डाली है। इस विधि में तेज गति से ध्वनि प्रसारित की जाती है। ध्वनि की लहरें गुर्दे के उन अवयवों से टकराकर लौटती हैं जिनमें पथरी स्थित है। इस तरह वे अंग और पथरी दोनों सक्रिय हो जाते हैं। यह क्रिया कई बार दोहराई जा सकती है। इसमें किसी तरह के ऑपरेशन की जरूरत नहीं होती।

इसी प्रकार पथरी रोग के निवारण हेतु शल्य-चिकित्सा में भी नये-नये तौर-तरीके विकसित हो गये हैं जिससे शल्य-क्रियाएँ सरल हो गई हैं। अतः पथरी रोग से पीड़ित व्यक्तियों को निराश होने की आवश्यकता नहीं है। आवश्यकता है विशेषज्ञ से उचित परामर्श करने की और यथासमय इलाज कराने की।

मधुमेह

मधुमेह, जिसे अंग्रेजी में 'डायबिटीज' कहते हैं, काफी प्रचलित शब्द है। पाश्चात्त्य देशों एवं अपने ही देश के प्राप्त आँकड़ों से इस रोग की व्यापकता का अनुमान होता है। विश्व में मधुमेह के 20 करोड़ रोगी होने का अनुमान है। सुख-सुविधा वाले पश्चिमी देशों में इसकी बहुतायत है।

हम जो कुछ भी खाते हैं, वह पाचन-क्रिया के पश्चात अंत में ग्लूकोज के छोटे-छोटे कणों में परिवर्तित हो जाता है। यही ग्लूकोज-कण रक्त द्वारा शरीर की कोशिकाओं में जाकर शक्ति प्रदान करते हैं। यदि ग्लूकोज की मात्रा शरीर की जरूरत से ज्यादा हुई, तो वह 'ग्लाईकोजन' नामक पदार्थ में परिवर्तित हो जाता है और शरीर के विभिन्न अंगों जैसे जिगर व मांसपेशियों आदि में एकत्रित रहता है तथा जरूरत पड़ने पर शरीर इसका उपयोग कर सकता है। इन क्रियाओं को सुचारु रूप से संचालित करने के लिए प्रकृति ने शरीर में एक ग्रन्थि, जिसका नाम क्लोम अर्थात पेंक्रियाज है, बनाई है जोकि 'इन्सुलिन' नामक एक द्रव्य या हारमोन को तैयार करती है। यही इन्सुलिन शक्कर के कणों से ऊर्जा उत्पन्न करती है और अतिरिक्त शकर को 'ग्लाइकोजन' में परिवर्तित करती है या परिवर्तित करने में सक्रिय भाग लेती है। इस तरह इन्सुलिन रक्त में ग्लूकोज की मात्रा कम करके नियंत्रित करने का काम करती है।

जहाँ एक तरफ इन्सुलिन रक्त में ग्लूकोज का स्तर कम करती है, वहीं शरीर की दूसरी ग्रंथियाँ ऐसे हारमोन बनाती हैं जो रक्त में शक्कर की मात्रा बढ़ाते हैं और इन्सुलिन को भी बेअसर करते हैं।

रक्त की शकर पर इन दोनों, अर्थात इन्सुलिन व इसके विपरीत क्रिया वाले द्रव्यों की क्रिया व प्रतिक्रिया होती रहती है। पर इन

प्रक्रियाओं का प्रभाव संतुलित रहता है और परिणामस्वरूप रक्त में शकर की मात्रा एक सामान्य स्तर पर बनी रहती है। भूखे पेट रक्त में इस मात्रा को नापने पर 80 से 120 मिलिग्राम प्रति 100 सी. सी. सामान्य आँकी जाती है। अगर किन्हीं कारणों से ऐसी परिस्थितियाँ उत्पन्न हो जाएँ कि इन्सुलिन नामक हारमोन की मात्रा कम हो जाये या वह बेअसर हो जाये तो यह संतुलन बिगड़ जाता है। परिणाम-स्वरूप रक्त में शक्कर की मात्रा बढ़नी शुरू हो जाती है और एक स्तर के बाद मूत्र से भी शकर जाने लगती है। इस अवस्था को ही 'मधुमेह' कहते हैं।

मधुमेह कोई नई बीमारी नहीं है। इसका एक लम्बा इतिहास है। कोई 2000 साल पहले चीन में यह बीमारी पाई गई थी। अपने देश में सुश्रुत ने इस बीमारी का पता लगाया और इसे मधुमेह का नाम दिया।

कारण

अनुसंधान से यह बात स्पष्ट हुई है कि यों तो यह बीमारी बचपन से भी होती है, पर जैसे-जैसे आयु बढ़ती है इस बीमारी से ग्रसित होने की संभावना बढ़ जाती है। लगभग 17 वर्ष के आयु वर्ग वाले 1000 व्यक्तियों में 1.3 व्यक्तियों में यह बीमारी होती है जबकि लगभग 65 वर्ष के आयु वर्ग के 1000 व्यक्तियों में से 79 व्यक्ति इससे प्रभावित होते हैं।

वंशानुगत : माँ-बाप आदि यदि मधुमेह से पीड़ित हैं तो उनके बच्चों में इस रोग के संग्रहण की संभावना अधिक होती है।

इसी प्रकार यदि बीमारी के कारण, या शल्य चिकित्सा के कारण पेंक्रियाज क्षतिग्रस्त हो जाएँ अथवा पेंक्रियाज की कार्यप्रणाली पर असर डालने वाली कुछ दवाओं का प्रयोग किया गया हो, तो मधुमेह हो सकता है।

इसी प्रकार मोटापा भी मधुमेह होने के कारणों में योगदान देता है।

लक्षण

1. अधिक मात्रा में भूख लगना और बार-बार पेशाब आना तथा

प्यास अधिक लगना कमजोरी या वजन का घटना शुरू हो जाए तो ये सभी लक्षण मधुमेह की संभावना के द्योतक हैं।

2. यदि बार-बार फोड़े-फुंसियाँ निकलें व घाव देर तक न भरे तो यह भी मधुमेह के लक्षण हो सकते हैं।

3. हाथ-पैरों में झनझनाहट या चींटी रेंगने जैसा महसूस हो तथा चलने-फिरने से पैरों में दर्द बढ़ जाए तो इसे भी मधुमेह का द्योतक समझें।

4. यदि आँख की रोशनी जल्दी कम होने लगे या कम उम्र में ही मोतियाबिन्द उतरने लगे तो भी मधुमेह के लिए जाँच करानी चाहिए।

5. यदि प्रौढ़ अवस्था वाले व्यक्ति का वजन बढ़ना शुरू हो जाए, मानसिक शिथिलता हो या रात में बार-बार पेशाब आना शुरू हो, तो यह कहा जा सकता है कि ये लक्षण मधुमेह के कारण हैं।

6. अन्य लक्षण इस बात पर निर्भर करते हैं कि शरीर के कौन-कौन से अवयव इस बीमारी की जकड़ में आये हैं : जैसे हृदय, जिगर, पक्षाघात का होना, रक्तचाप बढ़ना या हार्ट-अटैक, बालों का गिरना व जल्दी सफेद होना आदि। शेष लक्षण इन अवयवों के मधुमेह के प्रभाव में आने से सम्बन्धित होते हैं।

रोकथाम और उपचार

यदि मधुमेह से पीड़ित व्यक्ति रक्त में शक्कर की मात्रा संतुलित रखें तो मधुमेह के कारण होने वाले भयंकर परिणामों को किसी हद तक रोका जा सकता है या उनकी गम्भीरता को कम किया जा सकता है।

(1) **मोटापा** : अपना वजन संतुलित रखें, अर्थात मोटापे से बचें इसके लिए खाने पर नियंत्रण रखें अर्थात अपनी आयु, लम्बाई और कामकाज की प्रकृति के अनुसार निर्धारित खाना खायें। दिनभर के निर्धारित खाने का 5वाँ हिस्सा नाश्ते में लें; शेष दोपहर व रात में खायें। शक्कर व शक्कर से बनी चीजों का प्रयोग छोड़ दें।

(2) **बढ़ती उम्र :** बढ़ती उम्र में शकर के स्तर के लिए नियमित रूप से रक्त व पेशाब की जाँच कराते रहें। यदि अकारण वजन घटने लगे, अधिक भूख, अधिक पेशाब या प्यास लगने लगे, फोड़े-फुंसियाँ या खुजली अथवा हाथ में झनझनाहट महसूस होने लगे तो डॉक्टर से शीघ्र परामर्श करें।

(3) **दवाओं का सेवन :** मधुमेह को नियंत्रित करने के लिए न तो अपनी मर्जी से दवाएँ शुरू करें, न ही उन्हें बन्द करें। ऐसा करना हानिकारक हो सकता है। दवाइयाँ लेने के बाद खाना खाना न भूलें। निर्देश के अनुसार खून व पेशाब की जाँच कराते रहें।

(4) **दवाओं की बढ़ती मात्रा :** यदि इन्सुलिन या मधुमेह नियंत्रित करने की दूसरी दवाओं की मात्रा दिन-प्रतिदिन बढ़ती जा रही हो और शकर की मात्रा पेशाब में कम न हो रही हो, तो विशेषज्ञ से सम्पर्क करें क्योंकि हो सकता है कि कुछ कारणों से यह दवाएँ बेअसर होने लगी हों।

(5) **बुखार, खाँसी आदि होने पर :** मधुमेह से पीड़ित व्यक्ति (खासकर वयस्क) यदि बुखार अथवा किसी भी प्रकार के संक्रमण, घाव या किसी और बीमारी से पीड़ित हो जाय तो उसे तुरन्त डॉक्टर से परामर्श करना चाहिए, क्योंकि इन अवस्थाओं में इन्सुलिन की मात्रा बढ़ानी होती है।

(6) मधुमेह की एक विशिष्ट स्थिति में व्यक्ति अचेत हो जाता है। यह एक गम्भीर अवस्था होती है—खासकर उन व्यक्तियों में जिनके शरीर में इन्सुलिन पैदा करने की शक्ति पूर्णतया या अत्यधिक कम हो गई हो। अतः ऐसे व्यक्ति अपने साथ एक परिचय-पत्र रखें जिसमें इन्सुलिन की मात्रा का ब्योरा दिया हो।

(7) मधुमेह से पीड़ित गर्भवती महिलाओं को विशेष ध्यान रखने की आवश्यकता है, क्योंकि मधुमेह के कारण गर्भपात की आशंका अधिक होती है। प्रसव में कठिनाई, गुर्दे के प्रभावित होने की संभावना, उच्च रक्तचाप का होना व गर्भस्थ शिशु संबंधी अनेक समस्याओं की स्थिति में मेरा सुझाव है कि मधुमेह से पीड़ित गर्भवती माताएँ नियमित रूप से डॉक्टर से परामर्श करती रहें और प्रसव अस्पताल में ही करायें। यदि बच्चे का वजन जन्म के वक्त 9 पौंड या उससे ज्यादा हो तो माँ

व बच्चे की मधुमेह के लिए जाँच करायें। इससे बहुत सारी समस्याएँ दूर हो सकती हैं।

(8) अपने पास खाने का कुछ पदार्थ, जैसे—मीठे बिस्कुट आदि अवश्य रखें क्योंकि एक अवस्था में मधुमेह की दवा के कारण शकर का रक्त में स्तर गिर जाता है। इस अवस्था को 'हाईपोगसिनिया' कहते हैं। इस अवस्था के मुख्य लक्षण हैं—अधिक पसीना आना, घबराहट का होना, सिरदर्द व शरीर में कम्पन व झटके लगना आदि।

मधुमेह की बीमारी से बचने के लिए कुछ सावधानियाँ और उपचार जरूरी हैं। जाँच के द्वारा इस रोग को नियंत्रित किया जा सकता है और इसके सम्भावित गम्भीर परिणामों से निश्चित रूप से बचा जा सकता है।

अनियंत्रित मधुमेह अवश्य खतरनाक हो सकता है, पर बहुत घबराने की जरूरत नहीं है। मधुमेह के इलाज के लिए हर बड़े अस्पताल में पर्याप्त सुविधाएँ मौजूद होती हैं, जिनका लाभ उठाना चाहिए।

आधुनिक आविष्कारों व अनुसंधानों के फलस्वरूप मधुमेह के नियंत्रण में आशातीत सफलता मिली है। पंक्रियाज अर्थात क्लोम रोपण की क्रिया में आशातीत सफलता मिलने की सम्भावना है। इसमें क्लोम का खण्डीय रोपण या क्लोम की इन्सुलिन पैदा करने वाली कोशिकाओं का रोपण किया जाना शामिल है। इन्सुलिन बनाने वाली कोशिकाएँ जिगर में रोपित की जाती हैं। इन कोशिकाओं के रोपण के प्रयास बहुत तेजी से पाश्चात्य देशों में किये जा रहे हैं। अभी पूर्ण सफलता तो नहीं मिली है पर निकट भविष्य में सफलता मिलने की सम्भावनाओं से इन्कार नहीं किया जा सकता। हाँ, इतना अवश्य कहा जा सकता है कि यदि इन्सुलिन बनाने वाली कोशिकाओं के रोपण में सफलता मिल गयी तो मधुमेह के मरीजों का कायाकल्प ही हो जायेगा और मधुमेह से हमेशा के लिए मुक्ति मिल जायेगी।

मियादी बुखार (टाइफाइड) कारण व रोकथाम

मियादी बुखार बहुत पुरानी बीमारी है। चरक और सुश्रुत में भी इसका वर्णन है। हिप्पोक्रेटीज ने भी इस बीमारी के लक्षणों का वर्णन किया है। किसी जमाने में यह मान्यता थी कि यह बीमारी दैवी प्रकोप के कारण होती है लेकिन विज्ञान की प्रगति के साथ-साथ यह धारणा लुप्त होती जा रही है। अब यह सिद्ध हो चुका है कि मियादी बुखार जीवाणुओं या विषाणुओं के संक्रमण के कारण होता है। इसी प्रकार जहाँ इस बीमारी को ठीक होने में महीनों लग जाया करते थे आज दवाओं के विकास के फलस्वरूप 48 से 72 घंटे में नियंत्रित किया जा सकता है।

मियादी बुखार 'सालमोनेला टाईफी' नाम के एक जीवाणु के कारण होता है। यह जीवाणु दूषित पानी व खाद्य पदार्थों के सेवन से शरीर में प्रवेश करता है। छोटी आँत में पहुँचकर उनमें स्थित लिम्फ नामक द्रव्य बनाने वाली ग्रंथियों में प्रवेश करता है। इन द्रव्य ग्रंथियों में ही इसके जीवाणुओं का विस्तार होता है तथा इनकी संख्या बढ़कर हजारों में हो जाती है। तदुपरान्त यह रक्त द्वारा शरीर के विभिन्न अंगों जैसे जिगर, पित्त, पित्त की थैली, गुर्दों, तिल्ली व मस्तिष्क में फैला जाता है। यह जीवाणु छोटी आँत में स्थापित रहता है और इसके फलस्वरूप आँत में छाले पड़ जाते हैं। इस जीवाणु के अन्दर एक जहरीला तत्त्व होता है जो शरीर के प्रभावित अंगों की कार्यप्रणाली छिन्न-भिन्न कर देता है।

इन जीवाणुओं का स्रोत मियादी बुखार के मरीज होते हैं। इस बीमारी के मरीज के शौच द्वारा पहले हफ्ते में कम संख्या में लेकिन दूसरे व तीसरे हफ्ते में हजारों की संख्या में यह जीवाणु मल के साथ बाहर आते हैं। इन जीवाणुओं का दूसरा स्रोत ऐसे व्यक्ति होते हैं

जिनको मियादी बुखार की बीमारी हो चुकी है लेकिन उनकी पित्त की थैली या मूत्र की थैली में यह जीवाणु विस्थापित रहते हैं और मल-मूत्र के साथ बाहर आते हैं।

यह जीवाणु पानी व खान-पान की चीजों के सम्पर्क में व्यक्तिगत स्वस्थ आर्द्रता के अभाव के कारण, जैसे हाथ बिना धोये खाना खाने, खुली जगह या जलाशयों के निकट शौच या इस बीमारी के मरीज से सम्पर्क, मक्खियों और तिलचट्टों द्वारा पानी व खाने की चीजों के दूषित हो जाने के कारण या गन्दे जल व मल के निबटान की कुव्यवस्था के कारण होता है। जब स्वस्थ व्यक्ति इस दूषित पानी या खाने की चीजों को खाता-पीता है तो ये जीवाणु उसके शरीर में प्रवेश कर जाते हैं। प्रवेश के बाद शरीर के रक्षात्मक तत्त्वों व इन जीवाणुओं में संघर्ष में जीवाणु विजयी हुए तो आदमी मियादी बुखार से पीड़ित हो जाता है।

इन जीवाणुओं में यह क्षमता होती है कि ये पानी में, दूध या दूध से बने पदार्थों में और मक्खन-पनीर आदि में कई हफ्ते जिन्दा रह सकते हैं तथा अपनी संख्या में बढ़ोतरी भी कर सकते हैं। इन जीवाणुओं की एक और मनपसन्द चीज है और वह है बर्फ व आइसक्रीम। चूँकि यह बीमारी बच्चों और वयस्कों में भी अधिक होती है और यह संयोग की बात है कि इस उम्र के वयस्क भी आइसक्रीम के अधिक शौकीन होते हैं।

टायफाइड की बीमारी का यदि इलाज न किया गया और यदि कोई जटिलता न हुई तो यह बीमारी चार हफ्ते तक चलती है और इसलिए इसे मियादी बुखार कहा जाता है। प्रारम्भिक अवस्था में कमजोरी, आलस्य, बदन टूटना व मन्दाग्नि (भूख न लगना) महसूस होता है।

एक खास लक्षण है तेज सिरदर्द। कुछ नक्सीर की शिकायत करते हैं। कुछ के चेहरे पर लालिमा आ जाती है। बुखार चढ़ना शुरू हो जाता है, कुछ को काफी तेज बुखार होता है और ठंड व कंपन भी लग सकती है। फिर बुखार एकाएक न बढ़कर धीमे-धीमे बढ़ता है तथा दूसरे हफ्ते के बाद एक स्थायी स्तर पर स्थिर हो जाता है।

मियादी बुखार से पीड़ित व्यक्ति दूसरे हफ्ते में सघन बीमार दीखने लगता है, जीभ सूख जाती है और उस पर पपड़ी जम जाती है। कुछ को खाँसी की शिकायत होती है तो कुछ को पेट में एक अजीब-सी बेचैनी

और कुछ को पेट फूलने की दिमागी धूमिलता होने लगती है व कुछ व्यक्ति अर्र-बर्र बोलने लगते हैं। यहाँ तक कि कुछ अर्थात 1 से 2 प्रतिशत टाइफाइड के मरीज बेहोश तक हो जाते हैं। इस बीमारी का नाम टाइफाइड इसलिए रखा गया है कि टाइफाइड का मतलब होता है क्लाउड और यह मस्तिष्क की धूमिलता का सूचक है।

यहाँ यह बताना अत्यन्त आवश्यक है कि यदि इलाज न किया जाय तो मियादी बुखार का तीसरा हफ्ता अधिक घातक हो सकता है; क्योंकि यह बीमारी तीसरे हफ्ते में ज्यादा बढ़ जाती है और अपना भयंकर रूप दिखाने लगती है।

मियादी बुखार से पीड़ित 5 से 15 प्रतिशत मरीजों में आँत के छाले में रक्तस्राव होने लगता है तथा 1 से 3 प्रतिशत मरीजों में छाला फूट जाने के कारण गम्भीर स्थिति पैदा हो जाती है और यदि समय पर इलाज न किया गया तो जान तक जाने का खतरा हो सकता है।

यहाँ एक चेतावनी देना आवश्यक है कि यदि मियादी बुखार के मरीज के पेट में असहनीय दर्द हो, हाथ-पैर ठंडे पड़ जाएँ, तापमान एकदम सामान्य से नीचे आ जाये या एकाएक रक्तचाप में गिरावट आ जाए या ठंडे पसीने आयें, काले रंग का पाखाना आना शुरू हो जाये तो फौरन अस्पताल जायँ या विशेषज्ञ से परामर्श करें क्योंकि यह लक्षण आँत का छाला फटने या रक्तस्राव के द्योतक हैं।

दूसरी जटिलताएँ गुर्दे, जोड़ों के दर्द व सूक्ष्म निमोनिया आदि से सम्बन्धित होती हैं। यह एक प्रमाणित तथ्य है कि मियादी बुखार से पीड़ित 50 प्रतिशत व्यक्ति बीमारी के प्रथम छः हफ्तों में मल द्वारा जीवाणु निष्कासित करते रहते हैं। 5 से 10 प्रतिशत 3 माह तक व 1 से 3 प्रतिशत व्यक्तियों के मल में एक साल या उसके बाद भी मियादी बुखार के जीवाणु पाये जाते हैं।

यह आश्चर्य की बात है कि जिस व्यक्ति के अन्दर मियादी बुखार के जीवाणु पलते व अपनी संख्या में विस्तार करते हैं वह खुद इन जीवाणुओं के दुष्परिणाम से बचा रहता है। इस तरह के व्यक्ति को जीवाणुधारक या 'कैरियर' कहा जाता है। ऐसे व्यक्ति मल के द्वारा वातावरण में जीवाणु फैलाते हैं और ये जीवाणु पानी व खाने को दूषित करते हैं। इस तरह यह जीवाणुधारक बीमारी फैलाने का एक मुख्य स्रोत हैं। ऐसी सम्भावना मियादी बुखार से पीड़ित वृद्धों,

महिलाओं या पित्त थैली के रोगियों में कहीं अधिक होती है। इस बीमारी की जाँच के तरीकों व इलाज में काफी खोज हुई है और इसे 48 से 72 घंटे के अन्दर नियंत्रित किया जा सकता है। इसकी रोकथाम के लिए निम्न सावधानियाँ बरतनी चाहिए—

1. व्यक्तिगत सफाई की आदतों का पालन करें—जैसे हाथ धोकर ही खाना खायें, खाने को मक्खियों व तिलचट्टों आदि से बचाकर रखें। खाद्य पदार्थों को धोकर स्वच्छ तरीके से पकायें।
2. जलाशयों के निकट या खुले मैदान में शौच न करें। मियादी बुखार के मरीज की सेवा में रत व्यक्ति व्यक्तिगत सफाई का अधिक ध्यान रखें।
3. स्वच्छ पानी का प्रयोग करें और यदि मुहल्ले में इस बीमारी के मरीजों की संख्या अधिक हो तो पानी उबाल कर पियें।
4. इस बीमारी से पीड़ित व्यक्ति का समय-समय पर परीक्षण आवश्यक है ताकि ऐसे व्यक्ति जीवाणुधारक बनने की प्रारम्भिक अवस्था में ही पहचाने जा सकें।
5. मरीज के मल-मूत्र व कपड़ों का सही ढंग से विसर्जन आवश्यक है। इसी प्रकार गन्दे पानी व मल के निबटान की सुचारु व्यवस्था आवश्यक है।
6. मियादी बुखार के जीवाणुधारकों (कैरियर्स) की पहचान व उनके इलाज द्वारा इन जीवाणुओं से मुक्ति आवश्यक है।
7. मियादी बुखार से पीड़ित वृद्धों, महिलाओं व पित्त की थैली के रोगियों का विशेष परीक्षण आवश्यक है क्योंकि इनके जीवाणु-धारक बनने की सम्भावना अधिक होती है।
८. मियादी बुखार का टीका लगवाएँ। इस बीमारी के दो टीके 4 हफ्ते के अन्दर लगवाना आवश्यक है। विदेशों में हर तीन साल में यह टीका लगवाया जाता है, पर अपने देश में प्रतिवर्ष एक बार यह टीका लगवाया जा सकता है। इस टीके से बीमारी से 40 प्रतिशत तक बचाव की सम्भावना होती है। अगर जीवाणुओं की संख्या अधिक हुई या उनकी विषाणु शक्ति अधिक हुई तो यह टीका बेअसर हो जाता है।

9. मियादी बुखार के मरीज का विधिवत् इलाज भी उतना ही आवश्यक है जितना कि स्वच्छता पर ध्यान देना। यह बीमारी दूषित खानपान तथा स्वस्थ आदतों को दिनचर्या में न ढालने के कारण ही अधिक होती है। किन्तु आश्चर्य तो तब होता है जब सब कुछ जानते हुए भी आरोग्यता-नियमों में ढिलाई बरती जाती है।

जिगर एक रोमांचकारी फैक्टरी

दिल, दिमाग, गुर्दा और जिगर, मनुष्य के शरीर को चलाने वाले सबसे महत्त्वपूर्ण अंग हैं। इन सबके अपने-अपने महत्त्वपूर्ण कार्य हैं। इनमें सबसे बड़ा अंग है जिगर। यह एक ऐसी रोमांचकारी फैक्टरी है, जिसमें कई जीवनदायी तत्त्वों का या तो निर्माण होता है या वे विशेष पदार्थ में परिवर्तित होते हैं। कई दूषित व विषैले पदार्थों को जिगर विषमुक्त करता है और शरीर को स्वस्थ रखता है।

जिगर दो बड़े पिंडों (लोब्स) से बना होता है, एक दायां और दूसरा बायां। प्रत्येक बड़े पिंड में सैकड़ों छोटे-छोटे पिंड होते हैं। इन पिंडों का निर्माण लाखों विशेष प्रकार की कोशिकाओं 'हेप्टोसाइट' द्वारा होता है। जैसे भवन निर्माण में एक के ऊपर एक ईंट रखी जाती है, ठीक इसी प्रकार पिंडों की रचना होती है। आपको यह जानकर आश्चर्य होगा कि 9 मिली ग्राम जिगर में करीब एक लाख 71,000 कोशिकाएँ होती हैं। ये कोशिकाएँ रक्त-धमनियों व बाइल ले जाने वाली नालियों से जुड़ी रहती हैं।

प्रकृति ने जिगर के महत्त्व को देखते हुए इसे इतनी क्षमता प्रदान की है कि यदि जिगर का दो-तिहाई भाग भी किसी कारण से खराब हो जाये तब भी शेष एक-तिहाई भाग शरीर के कार्यों का संचालन कर सकता है।

जिगर के काम

1. जो पदार्थ हम खाते हैं उन पदार्थों के उपापचयन (मेटाबोलिज़्म) में जिगर सक्रिय भाग लेता है। खाद्य पदार्थों के प्रोटीन, कार्बोहाइड्रेट और चर्बी को जिगर विशेष तत्त्वों में परिवर्तित कर इनका भंडारण करता है ताकि जरूरत पड़ने पर इनका उपयोग

जा सके। जैसे प्रोटीन को परिवर्तित कर एलब्यूमिन, शक्कर को ग्लायकोजिन, चर्बी को कोलेस्ट्राल, ट्रायग्लीसटीन और लिपो-प्रोटीन्स के रूप में परिवर्तित का भंडार बनाता है। इसी प्रकार यह विटामिनों, खासकर विटामिन सी, विटामिन बी-12, विटामिन ए, आदि का भी भंडारण करता है। विभिन्न शारीरिक क्रियाओं में काम आने वाले रक्तकणों व भोजन रस को भी जिगर ही तैयार करता है।

2. जिगर का एक और महत्त्वपूर्ण कार्य है पित्त अर्थात बाइल को बनाना। यह पित्त विषैले पदार्थों का विषैलापन दूर करता है और भोजन के अन्य तत्त्वों को जज़्ब करने में महत्त्वपूर्ण भूमिका अदा करता है।
3. इसी प्रकार रक्तकण और दूसरी शारीरिक क्रियाओं में काम आने वाले तत्त्व भी जिगर में वनते हैं।
4. विषैले या अवांछित पदार्थों को शरीर से बाहर निकालना भी जिगर का ही काम है। उदाहरण के तौर पर, अमोनिया शरीर में प्रोटीन के जज्ब होने से बनती है। शरीर में यदि इसकी मात्रा सामान्य से ज्यादा हो जाए तो यह खासकर मस्तिष्क के लिए अति हानिकारक होती है। जिगर कुछ रासायनिक क्रियाओं द्वारा इसे शरीर के बाहर निकाल देता है। इसी प्रकार कई और विषैले तत्त्वों को भी जिगर शरीर से बाहर निकालता है।

जिगर की बीमारियाँ

जिगर कई विकृतियों का शिकार हो जाता है और इन विकृतियों के कारण इसकी कार्यप्रणाली छिन्न-भिन्न हो जाती है। इनमें प्रमुख हैं :

1. जिगर की कोशिकाओं की बीमारियाँ—जिनके कारण जिगर की कोशिकाएँ अपना काम पूरा नहीं कर पाती हैं—(अ) संक्रमण (इन्फैक्शन), (ब) दवाओं व विषैले तत्त्वों द्वारा—जैसे बुखार में काम आने वाली पेरेसिटामोल, (स) शराब का अति सेवन।
2. रक्त-प्रवाह में बाधा या असंतुलन, जिससे जिगर के अन्दर का रक्तचाप बढ़ जाता है।

3. बाइल अर्थात पित्त बनाने या प्रवाह सम्बन्धी समस्याएँ।

जिगर रोग के लक्षण

1. भूख न लगना, जी मिचलाना, उल्टी होना, खाने से अरुचि, खासकर चर्बीदार पदार्थों से, तथा बुखार आदि जिगर-रोग की प्रारम्भिक अवस्था के लक्षण हैं।
2. सामान्य और मुख्य लक्षण तो यह है कि प्रभावित व्यक्ति की आँख, तालू, नाखून और यहाँ तक कि त्वचा पीली हो जाती है, जिसे पीलिया कहते हैं। इस लक्षण के प्रकट होने पर लापरवाही नहीं करनी चाहिए। (देखिए चित्र 21 व 23)
3. शरीर पर मकड़ी के जाले की तरह के अचानक ही 2 या 2 से अधिक छपाकों का निकलना। यह छपाके, जिन्हें 'स्पाइडर मार्क' भी कहते हैं, शरीर के ऊपरी भाग, मुँह या बाजू पर निकलते हैं। एक ओर तो यह जिगर की बीमारी के द्योतक हैं, दूसरी ओर इनका कम होना जिगर की कार्यप्रणाली में सुधार का परिचायक है। (देखिए चित्र 22)
4. हथेली व पैर के तलवों पर खुरदरी व सफेद लम्बी लकीरें तथा नाखूनों का गरम व लाल रहना। (इसे हिपेटिक पास कहते हैं)।
5. नाखूनों का आखिरी हिस्सा सफेद हो जाता है और खुरदरी व सफेद लम्बी लकीरें नाखूनों पर आने लगती हैं। यह जिगर द्वारा प्रोटीन के कम बनने के कारण होता है। (देखिए चित्र 23)।
6. चमड़ी पर भी सफेद दाग उभर आते हैं, जीभ लाल हो जाती है, मामूली खरोंच से खून उभर आता है और काफी समय तक रहता है। यह भी जिगर की बीमारी के लक्षण होते हैं।
7. इसी प्रकार खुजली होना, खासकर रात के समय। यह त्वचा पर बाइल के जमाव के कारण होता है।
8. पेट बाहर निकल आना, पेट के अन्दर पानी भरना जो तिल्ली के बढ़ने के कारण होता है। जिगर की यह बीमारी 'जलोदर' कहलाती है। पैरों पर भी सूजन आ जाती है।

9. खून की उल्टी और शरीर के दूसरे अंगों से खून का स्राव होना भी जिगर की बीमारी का कारण हो सकता है।
10. जिगर के गम्भीर रूप से प्रभावित होने की स्थिति में मानसिक शिथिलता से अचेतन अवस्था (कोमा) तक की स्थिति पैदा हो सकती है।

पीलिया रोग (इन्फेक्टिव हेपेटाइटिस)

जिगर की यह बीमारी कोशिकाओं के सूक्ष्म जीवाणु मुख्यतः हेपेटाइटिस वायरस-ए और हेपेटाइटिस वायरस-बी के कारण होती है। हेपेटाइटिस वायरस-ए कम खतरनाक होता है और इससे पीड़ित व्यक्ति 6 हफ्ते के अन्दर स्वस्थ हो जाता है जबकि हेपेटाइटिस वायरस-बी के कारण बीमारी लम्बी चलती है और इससे पीड़ित व्यक्ति पीलिया की बीमारी से सम्बन्धित कई पेचीदगियों का शिकार हो जाता है। इससे गम्भीरतम पीलिया की स्थिति उत्पन्न हो सकती है और यहाँ तक कि जिगर का कैंसर होने की सम्भावना रहती है।

1. वायरस-ए खासकर मलमूत्र से दूषित पानी, खाद्य पदार्थों के सेवन या पीलिया से पीड़ित व्यक्तियों के सम्पर्क में आने से होता है जबकि हेपेटाइटिस-बी से पीड़ित व्यक्ति के आँसू, थूक के कणों, और मलमूत्र के सम्पर्क से तथा दूषित खानपान की चीजों एवं दूषित रक्त दिये जाने के कारण होता है।
2. पीलिया होने की प्रारम्भिक अवस्था में दूसरे को बीमारी लगने का अंदेशा अधिक होता है।
3. विश्व में करीब 120 मिलियन व्यक्ति ऐसे हैं जो स्वयं तो इस बीमारी से प्रभावित नहीं हैं पर इसे फैलाने का काम करते हैं, जिन्हें 'कैरियर' कहते हैं।

अगर पीलिया की बीमारी 6 हफ्ते से ज्यादा चले, पीलिया बुखार, जोड़ों में दर्द, छपाके बनते रहें, या उनमें बढ़ोतरी हो, तो विशेषज्ञ से परामर्श करें क्योंकि सम्भावना यह है कि या तो कोई पेचीदगी हो गई है या वायरस-बी जिगर की बीमारी का कारण है।

'अम्यून सीरम ग्लोब्यूलिन' के टीके द्वारा इस बीमारी से बचा जा सकता है या बीमारी की गम्भीरता कम की जा सकती है। सम्पर्क

में आने के तुरन्त बाद इस टीके को लगवाया जाय तो बीमारी से बचा जा सकता है। 'हेपेटाइटिस-बी वायरस' का टीका (वैक्सीन) ईजाद हो चुका है। ऐसी माताएँ जो हेपेटाइटिस-बी वायरस से प्रभावित हैं, उन्हें अपने नवजात शिशुओं को 'अम्यून सीरम ग्लोब्यूलिन' या वैक्सीन का टीका लगवाना चाहिए। इसी प्रकार गर्भवती माताओं को पीलिया की बीमारी की संभावना होते ही टीका लगवाना चाहिए क्योंकि इस बीमारी का प्रकोप 6 माह की गर्भावस्था के बाद अधिक गम्भीर होता है।

4. बीमारी की स्थिति में पानी उबालकर पियें और खानपान में सावधानी रखें।
5. ऐसे व्यक्ति जिनको पीलिया की बीमारी हो चुकी है, अपने रक्त की जाँच समय-समय पर कम-से-कम 6 माह तक करवाते रहें।

यह सच है कि आदमी शराब पीता है और शराब आदमी को पी जाती है। इसका मतलब है शरीर के मुख्य अंगों की कार्यप्रणाली खराब हो जाती है।

1. अध्ययनों से पता चला है कि जिन देशों में शराब का प्रति व्यक्ति सेवन अधिक होता है वहाँ जिगर रोग भी ज्यादा पाया जाता है। जिन देशों में शराब पर प्रतिवन्ध लगा दिया गया है वहाँ जिगर रोगियों की संख्या में कमी आ गई (फ्रांस में द्वितीय महायुद्ध के बाद ऐसा हुआ था)।
2. अध्ययनों से यह भी पता चला है कि शराब पीने वाले पुरुषों की तुलना में शराब पीने वाली महिलाओं में शराब के कारण जिगर के रोग की सम्भावना दुगुनी ज्यादा होती है। शराब पीने से मनुष्य के शरीर में कुछ विषैले तत्त्व (जैसे एसिटलडीहाइड) बनने लगते हैं जो जिगर को क्षतिग्रस्त कर देते हैं।

शराब ऊर्जा बनाती है (1 ग्राम से 7.1 कैलरी)। शरीर को कामकाज चलाने के लिए ऊर्जा प्राप्त हो जाती है और इसीलिए भूख कम लगनी शुरू हो जाती है। लेकिन इस ऊर्जा के कारण पौष्टिक तत्त्वों की कमी हो जाती है और जिगर इन पौष्टिक तत्त्वों के अभाव में बीमारी का शिकार हो जाता है।

3. शराब के कारण जिगर रोग के करीब 15 प्रतिशत मरीज कैंसर की जकड़ में आ जाते हैं।
4. शराब का सेवन करने वाले रंग-दृष्टि-रोगग्रस्त (कलर ब्लाइंड) व्यक्ति सामान्य दृष्टि वाले व्यक्तियों की अपेक्षा जिगर रोग से अपेक्षाकृत अधिक व कम समय में पीड़त हो जाते हैं।

शराब त्यागने से व सन्तुलित भोजन लेने से शराब से प्रभावित जिगर की बीमारी कम गम्भीर हो जाती है। यह भी देखा गया है कि शराब छोड़ने वाले व्यक्ति की आयु में 5 वर्ष की वृद्धि हो जाती है।

कुछ दवाओं के अत्यधिक सेवन से भी जिगर की कोशिकाएँ क्षतिग्रस्त हो जाती हैं। बुखार कम करने वाली दवाएं (पेरेसिटामोल), रक्तचाप कम करने वाली दवाएँ, क्षय रोग में काम आने वाली दवाएँ, एण्टीबॉयोटिक खासकर टेट्रासाइक्लीन, हारमोन्स, ऑस्ट्रोजिन, एण्ड्रोजिन आदि का यथोचित सेवन किया जाए।

जिगर रोग सम्बन्धी कुछ प्रश्नोत्तर

जिगर को किस तरह की दवाएँ नुकसान करती हैं ?

कुछ दवाओं के अधिक सेवन से जिगर की कोशिकाएँ क्षतिग्रस्त हो जाती हैं, जैसे बुखार कम करने वाली दवाएँ, रक्तचाप कम करने वाली दवाएँ क्षय रोग में काम आने वाली दवाएँ, ऑपरेशन के पहले मूर्छित करने वाली दवाएँ, एण्टीबॉयोटिक खासकर टेट्रासाइक्लीन, हारमोन्स खासकर ऑस्ट्रोजिन और एण्ड्रोजिन आदि। अतः इनका सन्तुलित सेवन आवश्यक है।

प्र०—शराब मनुष्य के जिगर को कैसे नुकसान पहुँचाती है ?

उ०—(अ) शराब कई तरह से जिगर को क्षति पहुँचाती है। एक तो शराब पीने से मनुष्य के शरीर में कुछ विषैले तत्त्व (जैसे : एसिटल्ल-डीहाइड) बनने लगते हैं जो जिगर को क्षतिग्रस्त करते हैं।

(ब) शराब शरीर को ऊर्जा प्रदान करती है। एक ग्राम शराब करीब 7.1 कैलोरी ऊर्जा देती है और शरीर को खाने के बजाय शराब से ही ऊर्जा मिल जाती है। परिणाम यह होता है कि भूख कम लगने लगती है और धीरे-धीरे पोषक तत्त्वों की कमी होनी शुरू हो जाती है। जिगर इन्हीं तत्त्वों के अभाव में बीमारी का शिकार हो जाता है।

(स) आमाशय की कोशिकाओं पर भी शराब का बुरा प्रभाव पड़ता है और भूख कम या खत्म होकर पौष्टिक तत्त्वों की कमी हो जाती है।

प्र०—शराब सम्बन्धी विशेष सावधानियाँ क्या हैं ?

उ०—(अ) अध्ययनों से यह पता चला है कि जिगर खराब होने का सीधा सम्बन्ध शराब की मात्रा के सेवन से होता है। ज्यादा शराब के सेवन से ज्यादा खतरा होता है।

(ब) पुरुषों की तुलना में शराब पीने वाली महिलाओं में शराब के कारण जिगर रोग की सम्भावना दुगुनी होती है।

(स) रंग-दृष्टि-रोगग्रस्त (कलर ब्लाइंड) व्यक्तियों में सामान्य दृष्टि वाले व्यक्तियों की अपेक्षा शराब कम समय में व अधिक गम्भीर रूप से जिगर को क्षतिग्रस्त करती है।

(द) शराब से ग्रस्त जिगर के करीब 15 प्रतिशत मरीज जिगर के कैंसर की जकड़ में आ जाते हैं।

(य) शराब छोड़ने व सन्तुलित आहार लेने से शराब से प्रभावित जिगर की बीमारी की गंभीरता कम हो जाती है। शराब से क्षतिग्रस्त जिगर के मरीज की उम्र में शराब छोड़ने से 5-10 वर्ष की वृद्धि हो जाती है।

प्रारम्भिक अवस्था में जिगर पर वसा (चर्बी) का जमाव होता है, शराब छोड़ देने से जिगर की यह पीड़ित अवस्था बिल्कुल ठीक हो जाती है।

प्र०—यह धारणा कहाँ तक ठीक है कि शराब के साथ कुछ खाया जाए तो शराब का बुरा असर नहीं होता ?

उ०—सच्चाई यह है कि शराब के साथ अक्सर तले हुए वसायुक्त (चर्बी वाले) खाद्य पदार्थ ही खाये जाते हैं। शराब के कारण दूसरे वसायुक्त पदार्थों से जिगर पर चर्बी और अधिक चढ़ती है और जिगर की कार्यप्रणाली क्षतिग्रस्त हो जाती है।

प्र०—क्या यह सच है कि विदेशी शराब जिगर पर असर नहीं करती ?

उ०—यदि यह सच होता तो विदेशों में शराब पीने वाले जिगर रोग के शिकार ही न होते। यह धारणा बिल्कुल गलत है; हर तरह की शराब चाहे व देशी हो या विदेशी, बियर ही क्यों न हो, जिगर को न्यूनाधिक प्रभावित करती ही है।

प्र०—कुछ लोग अधिक शराब पीने के बाद भी जिगर की बीमारी से प्रभावित नहीं होते। ऐसा क्यों होता है ?

उ०—इसका मुख्य कारण है शरीर की रचना। वंशानुगत 'एचएलए जीन' इन व्यक्यिों के जिगर को शराब के दुष्प्रभाव से बचाता है। इस जीन के प्रभाव से एक एन्जाइम व्यक्तियों के शरीर में पैदा होता रहता है जो शराब से उत्पन्न विषैले तत्त्वों—एसिटल-डीहाइड जैसे रसायन को नष्ट कर देता है। और जिगर इस

रसायन से प्रभावित नहीं हो पाता ।

प्र०—जिगर रोग के लक्षण क्या हैं ?

उ०—जिगर रोग के लक्षण बीमारी की विशिष्टता, प्रारम्भिक अवस्था तथा जटिलता पर निर्भर करते हैं ।

प्रारम्भिक अवस्था में—बुखार का होना, भूख न लगना, जी मिचलाना, उल्टी होना, चर्बी वाले पदार्थों से अरुचि, अत्यधिक कमजोरी मुख्य लक्षण हैं ।

आँख, तालू, नाखून और यहाँ तक की गम्भीर अवस्था में त्वचा तक पीली पड़ जाती है जिसे पीलिया (जॉइंडिस) कहते हैं । गंभीर अवस्था में—जोड़ों में दर्द, बुखार का रहना, पीलिया में बढ़ोतरी और यहाँ तक कि मानसिक शिथिलता व अचेतन अवस्था (कोमा) तक की स्थिति पैदा हो जाती है ।

जब जिगर में रक्तसंचार की व्यवस्था प्रभावित हो जाती है तो जिगर के अंदर का रक्तचाप बढ़ जाता है और एक स्थिति ऐसी पैदा हो जाती है जिसे 'पोरटल हाईपरटेंसन' की संज्ञा दी गई है । ऐसी स्थिति के प्रारंभिक लक्षणों में—भूख न लगना, वजन कम होना, कमजोरी के अलावा मकड़ी के जाले जैसे छपाके शरीर के ऊपरी भाग मुंह, बाजू आदि पर निकल आते हैं ।

हथेली व पैर के तलवे गरम व लाल रहने लगते हैं जिन्हें 'हेपटिक पाम' कहा जाता है । जीभ भी लाल हो जाती है ।

नाखूनों का आखिरी भाग सफेद हो जाता है और नाखूनों पर खुरदरी व सफेद लम्बी लकीरें दिखाई देने लगती हैं । यह जिगर में प्रोटीन के कम बनने के कारण होता है ।

इसी प्रकार चमड़ी पर भी सफेद दाग उभर आते हैं, मामूली खरोंच से खून का उभर आना व काफी समय तक रहना तथा खासकर रात के वक्त खुजली का होना जिसका मुख्य कारण त्वचा पर बाईल का जमाव होना है ।

जिगर के सिरोसिस को जलोदर की बीमारी की संज्ञा दी गई है क्योंकि जिगर रोग के कारण पेट व पैरों में पानी इकट्ठा हो जाता है । गंभीर अवस्था में खून की उल्टी हो जाती है और मानसिक शिथिलता व कोमा (बेहोशी) की स्थिति पैदा हो जाती है ।

पीलिया की बीमारी जिगर की कोशिकाओं के संक्रमण, खासकर

हेपेटाइटिस-ए और हेपेटाइटिस-बी के कारण होती है। हेपेटाइटिस-ए के कारण पीलिया की बीमारी कम खतरनाक होती है व करीब 6 सप्ताह में ठीक हो जाती है। इसमें जटिलताएँ भी कम होती हैं।

यह बीमारी पीलिया के मरीजों, खासकर प्रारम्भिक अवस्था में, संपर्क के कारण; दूषित खान-पान की चीजों के कारण व दूषित (इन-फेक्टेड) रक्त लिये जाने के कारण फैलती है। यहाँ यह उल्लेखनीय है कि विश्व में करीब 120 करोड़ व्यक्ति ऐसे हैं जो स्वयं तो इस बीमारी से प्रभावित नहीं होते, लेकिन दूसरों में इस बीमारी को फैलाते हैं। ये 'कैरियर' कहलाते हैं।

प्र०—पीलिया के मरीज को क्या-क्या सावधानियाँ बरतनी चाहिए ?

उ०—1. अगर पीलिया की बीमारी 6 सप्ताह से ज्यादा चले; बुखार, जोड़ों में दर्द और छपाके बने रहें या बढ़ोतरी हो तो विशेषज्ञ से परामर्श करें क्योंकि संभावना यह है कि या तो कोई संक्रमण होकर बीमारी जटिल हो गई है या वायरस-बी जिगर की बीमारी का कारण है।

2. ऐसी माताओं को जिनके रक्त में हेपेटाइटिस-बी वायरस है खुद व अपने नवजात शिशु को एम्यून सीरम ग्लोब्यूलिन या वैक्सीन का टीका लगवाना चाहिए।
3. गर्भवती माताओं को पीलिया की बीमारी की संभावना ज्यादा होती है इसलिए टीका लगवा लेना चाहिए क्योंकि इस बीमारी का प्रकोप 6 माह की गर्भावस्था के बाद अधिक भयंकर होता है।
4. पानी उबालकर पियें, खाना संतुलित लें। कार्बोहाइड्रेट्स की मात्रा खाने में अधिक हो।
5. पीलिया की बीमारी के बाद अपने रक्त की जाँच कम से कम 6 माह तक करवाते रहें।
6. शराब का परित्याग करें, क्योंकि पीलिया के कारण जिगर की कोशिकाएँ पहले से ही क्षतिग्रस्त हो चुकी होती हैं, शराब से उन्हें और अधिक क्षतिग्रस्त न करें।

धूम्रपान और स्वास्थ्य

कहावत है कि जो सोया है उसे जगाया जा सकता है, पर जो जाग कर भी गफलत में पड़ा है उसे कौन जगाये ! धूम्रपान करने वालों पर यह कहावत पूरी तरह से चरितार्थ होती है। आइये, इन्हें धूम्रपान संबंधी जानकारी देकर फिर जगाने की कोशिश करें !

सिगरेट, बीड़ी, सिगार, पाइप तथा अन्य प्रकार के धूम्रपान के द्वारा हम धुएँ के रूप में जिन तत्त्वों को शरीर के अन्दर ले जाते हैं वे हैं—कोलतार, कार्बन-मोनोऑक्साइड, निकोटीन। कोलतार में नाइट्रोसमाइनस तथा बेंजोए पाइरीन नामक दूषित तत्त्व होते हैं। अन्य तत्त्व हैं— नाइट्रिक-ऑक्साइड एवं नाइट्रोजन डाईऑक्साइड। यहाँ पर यह उल्लेखनीय है कि ये तत्त्व कैंसर की उत्पत्ति में प्रधान भूमिका निभाते हैं।

धूम्रपानजनित बीमारियाँ

धूम्रपानजनित बीमारियाँ हैं—1. हृदय रोग, 2. कैंसर की उत्पत्ति 3. पुरानी खाँसी, 4. आमाशय का छाला, 5. गर्भस्थ शिशु के स्वास्थ्य को हानि।

हृदय रोग

धूम्रपान करने वालों में हृदय रोग ज्यादा पाया जाता है। इनमें जो व्यक्ति कम उम्र में धूम्रपान करना शुरू कर देते हैं वे धूम्रपान न करने वालों की तुलना में 4 गुना तथा अधिक आयु में धूम्रपान करने वाले 50 गुना अधिक हृदय रोग का शिकार बनते हैं।

एन्जाइना नामक हृदय रोग, जिसमें दिल के बायें हिस्से में भयंकर दर्द के दौरे पड़ते हैं, धूम्रपानकर्ताओं में आम व्यक्ति की तुलना में दुगुना ज्यादा होता है।

इसके अतिरिक्त यदि मधुमेह, अधिक रक्तचाप, रक्त में अधिक वसा की मात्रा हो तो समझिए कि धूम्रपान करने वाला जल्द और भयंकर हृदय रोग की जकड़ में आने वाला है।

यह दूषित प्रभाव तम्बाकू के धुएँ में निहित निकोटिन तथा कार्बन-मोनोऑक्साइड नामक तत्त्वों के कारण होता है। केटाकोलामिन्स,

हृदय की मांसपेशी पर सीधा व हृदय को रक्त ले जाने वाली धमनियों की कार्यप्रणाली पर परोक्ष रूप से बुरा असर डालता है। कार्बन मोनो-ऑक्साइड रक्त के हीमोग्लोबिन के साथ मिलकर कार्बन-ऑक्सीहीमोग्लोबिन नामक दूषित पदार्थ बनाता है जो हृदय में रक्त ले जाने वाली धमनियों को मोटा बनाकर रक्त-संचार की व्यवस्था को छिन्न-भिन्न कर देता है।

कैंसर और धूम्रपान

शरीर के कुछ भागों में कैंसर होने का धूम्रपान से सीधा संबंध है।

फेफड़े के कैंसर की सम्भावना धूम्रपान करने वालों में धूम्रपान न करने वालों की अपेक्षा 15 से 30 गुना ज्यादा होती है। कम उम्र में धूम्रपान शुरू करने वाले, धुएँ को जोर से अन्दर ले जाने वाले सिगरेट या बीड़ी को कश के बीच मुँह में रखने वाले, अधबुझे छोटे, टोंटों के कश लेते चले जाने वाले व्यक्तियों में फेफड़े के कैंसर होने का खतरा और अधिक हो जाता है।

एसबेस्टस, निकल, रेडियो सक्रिय कल-कारखानों में कार्यरत रहते हुए ऐसे व्यक्ति जो धूम्रपान भी करते हैं फेफड़े के कैंसर के शिकार उन व्यक्तियों की तुलना में कहीं अधिक अनुपात में होते हैं जो धूम्रपान नहीं करते और उसी वातावरण में काम करते हैं।

फेफड़े के कैंसर के अलावा मुँह, ओंठ, गले, खाने की नली, मूत्राशय और क्लोम (पेंक्रियाज) के कैंसर की उत्पत्ति धूम्रपान करने वालों में 4 गुना ज्यादा होती है।

पुरानी खाँसी

धूम्रपान करने वालों के फेफड़े की कार्यक्षमता भी कम हो जाती है तथा संक्रामकता का खतरा अधिक बढ़ जाता है। ऐसे व्यक्ति पुरानी अर्थात क्रोनिक ब्रोन्काइटिस के शिकार हो जाते हैं। इसी प्रकार क्षय रोग धूम्रपान करने वालों में अधिक होता है।

आमाशय का छाला

धूम्रपान की आदत पालने वालों में आमाशय में छाला अर्थात् 'पैप्टिक अलसर' होने की संभावना भी अधिक होती है। महत्त्व की

बात यह है कि यदि यह छाला एक बार हो जाए और धूम्रपान जारी रहे तो दवाओं से जल्दी नहीं भरता।

गर्भस्थ शिशु के स्वास्थ्य को हानि

धूम्रपान करने वाले व्यक्ति यह न समझें कि धूम्रपान का दुष्परिणाम सिर्फ उन्हीं तक सीमित है, कटु सत्य यह है कि आने वाली पीढ़ी भी इनके इस व्यसन के दुष्परिणामों की शिकार बनती है। यह प्रमाणित तथ्य है कि जिनके माता-पिता नियमित रूप से धूम्रपान करते हैं उनके बच्चे निरन्तर खाँसी-जुकाम से पीड़ित रहते हैं। इसी प्रकार जिन माताओं को गर्भधारण के पहले या उसके दौरान धूम्रपान की आदत हो तो उनके बच्चे लगभग डेढ़ इंच छोटे व 150 से 240 ग्राम कम वजन के पैदा होते हैं। इसी प्रकार 10 या इससे अधिक सिगरेट सेवन करने वाली माताओं के 50 प्रतिशत बच्चे मृगी के शिकार होते हैं। गर्भावस्था में धूम्रपान गर्भपात का कारण भी बन जाता है।

यह धारणा है कि सिगार या पाइप पीना बीड़ी-सिगरेट पीने से कम हानिकारक है किन्तु जर्मनी, स्विट्जरलैंड में हुए अनुसंधानों से यह साबित हुआ है कि सिगार व पाइप के धुएँ में कैंसर की उत्पत्ति वाले तत्त्वों का घनत्व तो सिगरेट से अधिक होता है लेकिन अक्सर देखा यह गया है कि पाइप और सिगार पीने वाले व्यक्ति कश कम अन्दर ले जाते हैं। अगर वह भी सिगरेट पीने वालों की तरह कश उसी अनुपात में अन्दर ले जायें तो उन्हें भी कैंसर उसी अनुपात में होगा जितना कि सिगरेट पीनेवालों को होता है।

सर्वेक्षण के परिणाम

अमेरिका, ब्रिटेन, कनाडा आदि देशों में लम्बी अवधि तक किये गये सर्वेक्षणों से कुछ महत्त्वपूर्ण तथ्य प्रकाश में आये हैं जो विश्व स्वास्थ्य संघ ने एक पुस्तिका के रूप में छापे हैं। उनके अनुसार—

1. धूम्रपान करने वाले व्यक्तियों में धूम्रपान न करने वाले व्यक्तियों की अपेक्षा मरने की संभावना मोटे तौर पर 30 से 80 प्रतिशत अधिक होती है।
2. जितना अधिक धूम्रपान किया जाएगा उसी अनुपात में मृत्यु की संभावना बढ़ती जाती है।

3. 45-54 वर्ष आयु वर्ग के धूम्रपानकर्ता अपेक्षाकृत अधिक मृत्यु के शिकार होते हैं ।
4. अन्दर कश ले जाने से धूम्रपानजनित बीमारियों की अधिकता होती है ।
5. जो व्यक्ति धूम्रपान छोड़ देते हैं उनके मरने की संभावना उन लोगों की तुलना में कम हो जाती है जो धूम्रपान का निरन्तर सेवन जारी रखते हैं। धूम्रपान छोड़ने से व्यक्ति के वे तन्तु एवं उत्तक जो धूम्रपान से क्षत-विक्षत हो गए थे, पुनः स्वस्थ अवस्था में लौटने लगते हैं ।

धूम्रपान सम्बन्धी भ्रम

आम धारणा है कि धूम्रपान से कब्ज व गैस बनने की बीमारी में आराम हो जाता है; कुछ व्यक्तियों का ख्याल है कि कब्ज को धूम्रपान से दूर किया जा सकता है क्योंकि इसकी गर्मी से मल पिघल जाता है । यह सिर्फ भ्रम है, इसका कोई आधार भी नहीं है । कुछ व्यक्ति मानसिक तनाव दूर करने के लिए धूम्रपान करते हैं ।

धूम्रपान सम्बन्धी कुछ प्रश्नोत्तर

प्र०—सिगरेट-बीड़ी आदि के धुएँ में कौन-से तत्त्व होते हैं ?

उ०—सिगरेट, बीड़ी, सिगार, पाइप तथा अन्य प्रकार के धूम्रपान के द्वारा हम धुएँ के रूप में जिन तत्त्वों को शरीर के अन्दर ले जाते हैं, वह हैं—

1. कोलतार
2. कार्बन मोनोऑक्साइड
3. निकोटीन
4. नाइट्रिक ऑक्साइड
5. नाइट्रोजन डाईऑक्साइड

प्र०—धूम्रपानजनित बीमारियाँ ?

उ०—1. हृदय-रोग
2. कैंसर
3. पुरानी खाँसी (क्रोनिक ब्रान्काइटिस, क्षयरोग)
4. आमाशय में छाला (पैप्टिक अल्सर)
5. गर्भस्थ शिशु के स्वास्थ्य को हानि
6. रक्त-धमनियों का मोटा व सख्त होना (ऐथरिरोस्लेरोसिस)

कुछ व्यक्तियों का ख्याल है कि कब्ज को धूम्रपान द्वारा दूर किया जा सकता है क्योंकि इसकी गर्मी से मल पिघल जाता है। यह सिर्फ आधारहीन भ्रम है। कुछ व्यक्ति धूम्रपान इसलिए भी करते हैं कि उनका भ्रम है, इससे मानसिक तनाव कम होता है। इसमें कोई तथ्य नहीं है।

प्र०—हृदय रोग का धूम्रपान से क्या संबंध है।

उ०—यह बात निर्विवाद सिद्ध हो चुकी है कि धूम्रपान करने वालों में हृदय रोग ज्यादा पाया जाता है। खासकर कम उम्र में धूम्रपान

करने वालों में 4 गुना व अधिक आयु में धूम्रपान करने वालों में 50 गुना हृदय रोग के शिकार होने की संभावना बढ़ जाती है।

हृदय-शूल अर्थात् एन्जाइना नामक रोग, जिसमें दिल के बायें हिस्से में भयंकर दर्द के दौरे पड़ते हैं, धूम्रपानकर्ताओं में आम व्यक्ति की तुलना में दुगुना ज्यादा होता है।

प्र०—कैंसर का धूम्रपान से क्या संबंध है ?

उ०—फेफड़े के कैंसर की संभावना धूम्रपान करने वालों में धूम्रपान न करने वालों की अपेक्षा 15 से 30 गुना अधिक होती है। खासकर कम उम्र से धूम्रपान शुरू करने, कश अन्दर ले जाने, बुझे हुए टोंटों के पीने व कशों के बीच में सिगरेट मुँह में लगाए रखने से कैंसर होने का खतरा कहीं अधिक हो जाता है।

प्र०—धूम्रपान के और क्या-क्या दुष्परिणाम होते हैं ?

उ०—ऐसे व्यक्ति जो एसबेस्टस कारखानों, निकल, रेडियो-सक्रिय कल-कारखानों में कार्यरत रहते हुए धूम्रपान करते हैं, धूम्रपान न करने वालों की अपेक्षा में फेफड़े के कैंसर के शिकार अधिक कहीं होते हैं।

फेफड़े के कैंसर के अलावा मुँह, होंठ, गले, खाने की नली, मूत्राशय और क्लोम (पेंक्रियाज) के कैंसर की उत्पत्ति धूम्रपान करने वालों में 4 गुना ज्यादा होती है।

आमाशय के छाले अर्थात पैप्टिक अल्सर की संभावना धूम्रपान करने वालों में धूम्रपान न करने वालों की अपेक्षा कहीं अधिक होती है और यदि यह छाला बन गया तो दवाओं से देर में भरता है।

धूम्रपान करने वालों के फेफड़ों की कार्यक्षमता भी कम हो जाती है तथा संक्रामकता का खतरा अधिक बढ़ जाता है। ऐसे व्यक्ति पुरानी खाँसी के शिकार हो जाते हैं। क्षय रोग भी धूम्रपान करने वालों को ज्यादा होता है।

प्र०—क्या सिगार व पाइप कम हानिकारक हैं ?

उ०—यह धारणा कि सिगार व पाइप पीना, बीड़ी-सिगरेट पीने से कम हानिकारक है गलत है। इस संबंध में जर्मनी में हुए अनुसंधानों से यही साबित हुआ है कि सिगार व पाइप के धुएँ में कैंसर की

उत्पत्ति वाले तत्त्वों का घनत्व तो सिगरेट से अधिक होता ही है लेकिन अक्सर देखा यह गया है कि सिगार पीने वाला व्यक्ति 'पफ' (कश) कम अंदर ले जाता है। अगर वह भी कश उसी गति से और उसी अनुपात में अन्दर ले जाये जैसे कि बीड़ी-सिगरेट पीने वाले तो उसे भी कैंसर उसी अनुपात में होगा।

खून की कमी (एनीमिया) क्यों होती है ?

खून की कमी अर्थात् एनीमिया एक निहित बीमारी का परिणाम या लक्षण है। खून की कमी के कारण एक ओर तो व्यक्ति की कार्य-क्षमता कम हो जाती है तथा दूसरी ओर स्वास्थ्य की समस्त कार्य-प्रणाली पर बुरा असर पड़ता है। औसतन एक व्यक्ति के शरीर में 5 लिटर खून होता है। जिन कई तत्त्वों के मिश्रण से खून तैयार होता है, उनमें एक प्रमुख तत्त्व है लाल रक्तकण, जिसे अंग्रेजी में 'रेड ब्लड कार्पस्किल' कहते हैं। स्वस्थ शरीर में खून के प्रत्येक घन मिलि० में 50 लाख लाल रक्तकण होने चाहिए। इन लाल रक्तकणों में पाये जाने वाले पदार्थ को 'हीमोग्लोबिन' कहते हैं। इस 'हीमोग्लोबिन' की मात्रा 13 ग्राम प्रतिशत सामान्यतः होती है। समूचे शरीर में इसकी मात्रा 750 ग्राम होती है। किन्हीं कारणों के परिणामस्वरूप यदि लाल रक्त-कण अथवा 'हीमोग्लोबिन' या दोनों का स्तर सामान्य से कम हो जाये, तो उस अवस्था में व्यक्ति को 'एनीमिया' हो जाएगा।

'एनीमिया' के लक्षण

खून की कमी स्वयं में रोग नहीं है, बल्कि निहित रोग का परिणाम एवं लक्षण है। खून की कमी से पीड़ित व्यक्ति थोड़ा-सा काम करने में थकान, हाँफनी, एकाग्रता की कमी, भूख का अभाव और दिल की तेज धड़कन महसूस करता है। स्वभाव में चिड़चिड़ापन और आलस्य-वृत्ति अत्यधिक रूप में छाई रहती है। चेहरे पर सूजन, पीलापन, नाखून, आँख-मुँह की झिल्ली पीली या सफेद दिखलाई पड़ने लगती है। निहित बीमारी के लक्षण या उसके दुष्परिणाम प्रमुख रूप से सामने आ जाते हैं। हस्तरेखाएँ जब अपना लाल रंग छोड़कर सफेदी या पीलापन ग्रहण कर लें, तो यह इस बात का द्योतक है कि व्यक्ति किसी ऐसी बीमारी

की जकड़ में है, जिससे उसके शरीर में खून की कमी हो गयी है और 'हीमोग्लोबिन' का स्तर 13 ग्राम से 7 ग्राम या उससे भी कम हो गया है—यह चिकित्सा विज्ञान द्वारा मान्य तथ्य है।

'एनीमिया' के कारण

'एनीमिया' के कारण निम्न मुख्य समूहों में विभाजित किये जा सकते हैं—

1. रक्तक्षय
2. (अ) लाल रक्तकण सम्बन्धी बीमारियाँ
   (ब) अस्थिमज्जा की क्षमता पर हानिकारक असर
3. असंतुलित आहार
4. कृमि की बीमारियाँ
5. जिगर, गुर्दे, तिल्ली ग्रंथियों की बीमारियाँ

(1) रक्तक्षय

रक्तक्षय कई कारणों से हो सकता है, जैसे दुर्घटना की चपेट के कारण शरीर से अत्यधिक खून निकल जाना, बवासीर, पेट व आँत में छालों से रक्तक्षय हो जाना, स्त्रियों में मासिक धर्म में अत्यधिक रक्तस्राव आदि। इन सब कारणों के निदान व उपचार में विलम्ब नहीं करना चाहिए व रक्तक्षय की रोकथाम करनी चाहिए। आवश्यकतानुसार पीड़ित व्यक्ति को खून भी दिया जा सकता है।

(2) (अ) लाल रक्तकण सम्बन्धी बीमारियाँ

लाल रक्तकणों की आयु 120 दिन की होती है। इसके बाद वे स्वयं नष्ट हो जाते हैं और नये लाल रक्तकणों का निर्माण हो जाता है। निर्माण और नष्ट होने की यह क्रिया निरन्तर चलती रहती है और स्वस्थ अवस्था में इसमें एक सन्तुलन स्थापित रहता है। यदि यह सन्तुलन किसी वजह से बिगड़ जाये और नष्ट होने की क्रिया प्रखर हो जाये, तो भी 'एनीमिया' हो जाता है। उदाहरणार्थ, कुछ ऐसी बीमारियाँ होती हैं जो लाल रक्तकणों पर सीधा प्रहार करती हैं। या तो उनका आकार बदल देती हैं या उनके अन्दर के 'हीमोग्लोबिन' के संगठन में हेर-फेर ला देती हैं। इस प्रकार की कुछ जन्मजात बीमारियाँ

होती हैं या कीटाणु आदि के कारण लाल रक्तकण के संगठन में हेर-फेर आ जाता है। उदाहरणार्थ, एक जन्मजात बीमारी, जिसका नाम 'सिकिलसेल एनीमिया' है, में लाल रक्तकण का आकार हँसिये के आकार का हो जाता है। इसी प्रकार मलेरिया में इस बीमारी के कीटाणु लाल रक्तकण में प्रवेश कर जाते हैं। इन परिवर्तित परिस्थितियों के कारण शरीर इन लाल रक्तकणों को विजातीय मानकर नष्ट कर देता है। लाल रक्तकणों के नष्ट होने की क्रिया को बढ़ावा देने वाली बीमारियों के निदान एवं उपचार में तत्परता बरतनी चाहिए। कुछ जन्मजात बीमारियों का मूल रूप से उपचार नहीं हो सकता, लेकिन निदान आवश्यक है, जिससे कि इस बीमारी के दौरान विशेष अवस्था का उपचार हो सके। बाद में होने वाली बीमारियों का उपचार यथासंभव शीघ्र करना चाहिए।

(ब) अस्थिमज्जा की क्षमता पर हानिकारक असर

कुछ दवाओं, बीमारियों, एक्सरे आदि के कारण अस्थिमज्जा की लाल रक्तकण निर्माण करने की क्षमता आंशिक या पूर्ण रूप से नष्ट हो जाती है। परिणामस्वरूप भयंकर 'एनीमिया' हो जाता है। ऐसी स्थिति का निदान और उपचार समय पर न किया जाये, तो जान जाने का खतरा हो सकता है।

(3) असंतुलित आहार

'एनीमिया' का हमारे देश में बहुत बड़ा कारण है असंतुलित आहार। 60 से 70 प्रतिशत 'एनीमिया' से पीड़ित व्यक्तियों में यही प्रमुख कारण है। प्रायः आहार में उन तत्त्वों की कमी रह जाती है, जिनसे लाल रक्तकण या हीमोग्लोबिन बनते हैं। गरीबी इसका कारण हो सकती है, पर कभी-कभी गरीबी न होने पर भी अज्ञानतावश लोग वे तत्त्व नहीं खाते, जिनकी कमी 'एनीमिया' का कारण है। यह भी हो सकता है कि आँतों की बीमारी के कारण, आहार सन्तुलित होने पर भी आँतें उन तत्त्वों का शोषण नहीं कर पातीं। फिर भी सामान्यतया हमारे प्रतिदिन के आहार में निम्न तत्त्व होने चाहिए :

प्रोटीन	:	70 ग्राम
लोहा	:	10 मिलिग्राम

ताँबा	:	1 या 2 मिलिग्राम
कोबाल्ट	:	1 या 2 मिलिग्राम
विटामिन-सी	:	70 मिलिग्राम
विटामिन बी-12	:	1 या 2 माइक्रोग्राम
विटामिन बी-6	:	5 से 10 मिलिग्राम
फालिक एसिड	:	1 मिलिग्राम

प्रोटीन—दूध, फली वाली सब्जियों, दालों, चीज, छेना, पनीर, अंडे, अनाज, मछली, मांस, आलू, केला, सोयाबीन, मूँगफली आदि में पाया जाता है। इसकी आवश्यक मात्रा एक ग्राम प्रति किलोग्राम के अनुपात में होनी चाहिए, गर्भाधान एवं विकास की अवस्था में, खासकर 9 से 18 वर्ष की आयु में प्रोटीन की मात्रा 70 ग्राम ने बढ़ाकर 100 ग्राम प्रतिदिन तक की जा सकती है।

इसी प्रकार लोहा जिगर, हरी सब्जियों, पत्ते वाली सब्जियों, अंडे, मेवे, अनाज, आलू, कच्चे केले, फल, मटर, बीन्स. मांस आदि में पाया जाता है। गर्भावस्था एवं शिशु-विकास-काल में माँ को लोहा सामान्य से अधिक मात्रा में लेना चाहिए। जैसा कि गर्भाधान काल में 20 मिलिग्राम प्रतिदिन और बाल-विकास काल में, खास तौर पर 6 से 18 वर्ष की आयु में, 12 से 18 मिलिग्राम लोहा प्रतिदिन लेना चाहिए।

विटामिन-सी खट्टे पदार्थों—जैसे नींबू, संतरा, आँवला, मौसमी, टमाटर, हरी सब्जी, जिगर, दूध आदि में मिलता है। इसे गर्भाधान-काल और बाल-विकास-अवस्था में 100 मिलिग्राम प्रतिदिन लेना चाहिए।

शेष सभी तत्त्व प्रायः ऊपर बताये गये खाद्य पदार्थों में उचित मात्रा में मिलते हैं और उनकी पूर्ति इन पदार्थों के सेवन से हो जाती है।

(4) कृमि की बीमारियाँ

'एनीमिया' का यह मुख्य कारण है। इसमें कृमि आँतों पर चिपककर खून का शोषण करते हैं। 'एन्काईलोस्टोमा' नाम का कृमि 91 दिन में 6/10 मिलिलिटर रक्त पी जाता है। यह कृमि जमीन में रहता है और पैर द्वारा शरीर में प्रवेश करता है। स्पष्ट है कि नंगे पैर चलने के कारण यदि व्यक्ति इसकी पहुंच में आ गया, तो इसका शिकार हो

जाता है। इन कृमियों की विशेषता यह रहती है कि शरीर में पहुँचने के बाद ये अपनी संख्या बहुत जल्दी बढ़ा लेते हैं। दूसरे कृमि खाने-पीने की चीजों के माध्यम से शरीर में पहुँचते हैं। इससे बचने का उपाय यह है कि यथासंभव नंगे पैर, खासकर मिट्टी वाली जमीन पर, न चला जाय। खाने-पीने की चीजों को स्वच्छ रखें। यदि यह बीमारी हो ही जाये, तो अविलम्ब इसका निदान और चिकित्सा करायी जाये।

(5) जिगर, तिल्ली, गुर्दे, ग्रंथियाँ

इनकी बीमारियों से उत्पन्न 'एनीमिया' के निदान और चिकित्सा में यदि तत्परता न बरती जाये, तो यह प्राणघातक बन सकती हैं। एनीमिया के कारण और उपचार के संदर्भ में जनसंख्या नियंत्रण का महत्त्वपूर्ण योगदान हो सकता है। यदि जनसंख्या अधिक होती है, तो प्रति व्यक्ति को उचित मात्रा में सन्तुलित आहार मिलना कठिन होगा। बार-बार गर्भाधान के कारण और आहार में पोषक-तत्त्वों की कमी की दुहरी मार से महिला वर्ग का स्वास्थ्य जर्जर होता रहेगा और गर्भस्थ शिशु भी भविष्य में स्वच्छ नहीं रह पायेगा। अतः परिवार नियोजन के कार्यों में सहयोग महत्त्वपूर्ण है।

पानी के कारण फैलने वाली बीमारियाँ

कोई भी प्राणी पानी के बगैर जिन्दा नहीं रह सकता। शरीर का 70 प्रतिशत वजन पानी के कारण होता है। यूँ तो धरती का तीन-चौथाई भाग पानी से भरा हुआ है लेकिन इस पानी का सिर्फ 3 प्रतिशत भाग ही पीनें योग्य है।

गर्मियाँ आने के साथ ही पानी से होने वाली बीमारियों की आशका बढ़ जाती है क्योंकि जहाँ एक ओर गर्मियों में पानी का इस्तेमाल दुगुना हो जाता है, वहीं दूसरी ओर, कुओं, तालाबों, नदी-नालों में पानी सूखने के कारण नीचे का गंदा पानी व मिट्टी आदि इस पानी में अधिक मात्रा में घुलने लगती है। जाहिर है इस तरह के पानी के इस्तेमाल से आदमी बीमारियों का शिकार हो जाता है और जीवनदायी पानी जानलेवा बन जाता है। सर्वेक्षण के अनुसार यह पाया गया है कि एक वर्ष में विश्व में होने वाली हर 5 बीमारियों में चार बीमारियाँ दूषित जल के सेवन से होती हैं और करीब एक करोड़ व्यक्ति मौत के मुँह में चले जाते हैं। इन बीमारियों में मुख्य हैं— पीलिया, हैजा, पोलियो, दस्त (खूनी व आँव), पेचिश, मोतीझारा (मियादी बुखार), पेट में कीड़े इत्यादि।

1. **पीलिया का रोग (हिपेटाईटिस)** : इस रोग में आँख का एवं पेशाब का पीला रंग पीला हो जाता है और कमजोरी से लेकर भयंकर जिगर की खराबी तक हो जाती है। शायद आपको याद हो, 1955 मे दिल्ली में 55,000 व्यक्ति इस बीमारी से पीड़ित हुए थे। कारण था नजफगढ़ नाले के गंदे पानी का पीने के पानी में मिल जाना।

2. **हैजा** : इस बीमारी में मरीज को अचानक कै और दस्त होना शुरू हो जाते हैं। शरीर में पानी की कमी हो जाती है। यदि शीघ्र उपचार न किया गया तो मृत्यु भी हो सकती है। हमारे देश के कई प्रान्तों

में यह बीमारी बड़े पैमाने पर पाई जाती है और कुल 27,000 मरीजों में से करीब 7 हजार मरीज मौत के मुँह में चले जाते हैं।

3. **पोलियो :** इस बीमारी से जो बच्चे आक्रान्त होते हैं उनके हाथ-पैर कमजोर हो जाते हैं तथा उनके पंगु होने का भी डर रहता है।

4. **दस्त, खूनी आँव व पेचिश :** इसी प्रकार कै-दस्त की बीमारी, खूनी-आंव व पेचिश भी दूषित पानी के सेवन से होती है। सिर्फ दस्त की बीमारी से ही देश के करीब 50 प्रतिशत बच्चे हर वर्ष पीड़ित होते हैं।

5. **मोतीझारा अथवा मियादी बुखार (टाइफाइड बुखार) :** मियादी बुखार भी दूषित पानी पीने से होने वाली एक बीमारी है। एक शोध के अनुसार प्रति लाख में से 200 व्यक्ति इस बीमारी के शिकार होते हैं।

6. **पेट में कीड़े :** तरह-तरह के कृमि, जैसे : राउंड वर्म, थ्रेडवर्म, हुकवर्म, जिआरडिया, टेपवर्म आदि दूषित पानी पीने से होते हैं। कुछ साल पहले किये गये एक सर्वेक्षण के अनुसार नजफगढ़ के क्षेत्र में 1510 व्यक्ति इस तरह के कीड़ों से पीड़ित पाये गये।

7. **नारू की बीमारी (गिनीवर्म) :** यह भी दूषित पानी के कारण होती है और पीड़ित व्यक्ति को काफी परेशान करती है। आपको आश्चर्य होगा कि अफ्रीका, ईरान, पाकिस्तान, भारत, मिस्र में इस बीमारी से पीड़ित व्यक्तियों की संख्या करीब 20 लाख है।

8. **धातुओं के मिश्रण से :** पारा, सीसा आदि धातुओं या क्लोरिन की अधिक मात्रा के पानी में घुल जाने से भी तरह-तरह के रोग हो जाया करते हैं।

अब प्रश्न यह उठता है कि पानी दूषित कैसे होता है ? एक कारण तो यह भी है कि लोग खासकर गाँवों में, मल-मूत्र आदि खुले स्थानों में, कुओं, तालाबों या नदी के किनारे करते हैं। इसी प्रकार जानवरों का मल व मूत्र आदि भी बहकर जलाशयों के पानी में मिलकर उसे दूषित कर देता है। तालाबों या कुओं पर नहाने व कपड़े धोने से भी पानी गंदा हो जाता है।

इसी प्रकार औद्योगिक संस्थानों से भी विषैले रासायनिक पदार्थ तथा खेतों में डाली जाने वाली रासायनिक खाद व कीटनाशक भी कई बार पीने के पानी में मिल जाती हैं और उसे विषैला बना देती हैं। कहीं-कहीं तो मिट्टी में ही कुछ तत्त्वों की मात्रा अधिक होती है और

ऐसा पानी पीने योग्य नहीं रह जाता।

रोकथाम के उपाय

स्वयं की आदतों में सुधार इसकी प्रथम रोकथाम है। तात्पर्य यह कि खान-पान की अच्छी आदतें डाली जायँ, ताकि स्वस्थ रहा जा सके। अच्छी आदतों से मतलब स्वास्थ्यप्रद आदतों से है। यदि इतना ही निश्चय कर लिया जाय कि शौच खुले मैदान, नदी, तालाबों, कुओं के किनारे नहीं करेंगे तो सिर्फ इसी एक आदत से 40 प्रतिशत बीमारियों से बचा जा सकता है और कुल बीमारियों से होने वाली 30 प्रतिशत मौतें रोकी जा सकती हैं। फिर आजकल तो कई प्रकार के सस्ते शौचालय भी उपलब्ध हैं जिनका प्रयोग करना चाहिए।

कुओं, तालाबों आदि पानी के स्रोतों को गंदे, सड़े-गले पत्तों आदि से बचाकर रखा जाना चाहिए।

इसी प्रकार जानवरों का मल-मूत्र भी पीने के पानी में न मिल जाये, मिट्टी व विषैले रासायनिक तत्त्व, औद्योगिक संस्थानों से निकले तत्त्व पीने के पानी में न मिल पाएँ, इस बात की भी सावधानी रखनी चाहिए।

परिवार या व्यक्ति के उपयोग के लिए पानी को 5-10 मिनट तक उबालकर ठंडा होने पर छानकर ढककर रखें। खासकर उन जगहों में जहाँ पानी दूषित पाया जाता है।

कुछ रासायनिक तत्त्व जैसे ब्लिचिंग पाउडर या क्लोरिन मिलाकर भी पानी को जीवाणु आदि से मुक्त किया जा सकता है। लेकिन यह आवश्यक है कि इन रसायनों की निर्धारित मात्रा ही मिलाई जानी चाहिए।

पीने के पानी की नियमित जाँच प्रयोगशाला में करवायें ताकि यह अंदेशा न बना रहे कि पानी अशुद्ध हो गया है।

शुद्ध पानी का प्रयोग करें। ट्यूबवैलों का पानी कुएँ के पानी से ज्यादा अच्छा होता है, अगर कुएँ का पानी प्रयोग में लाना हो तो समय-समय पर पानी को ब्लिचिंग पाउडर आदि से शुद्ध करवाना चाहिए। नदी या तालाब का पानी बिना शुद्धीकरण किये काम में नहीं लाना चाहिए। पानी का भण्डार साफ बर्तन में व हाथ साफ करके करना चाहिए। गंदे बर्तन से पानी नहीं निकालना चाहिए।

ठहरे हुए पानी के बह जाने की सुचारु व्यवस्था होनी चाहिए अन्यथा यह पीने के पानी में मिलकर उसे दूषित कर देगा।

यदि बीमारी फैलने की सम्भावना हो या बीमारी का प्रकोप हो गया हो तो अविलम्ब उस बीमारी का टीका लगवाना चाहिए। वैसे भी कुछ बीमारियों जैसे—मियादी बुखार, पोलियो आदि के टीके तो नियमित रूप से लगवाने चाहिए।

स्वास्थ्य लोगों पर जबरदस्ती लादा नहीं जा सकता बल्कि यह तो लोगों के निजी प्रयास से प्राप्त किया जाता है जिसके लिए अथक परिश्रम, स्वास्थ्यप्रद आदतों का दिनचर्या में प्रयोग आवश्यक है।

शीत से उत्पन्न रोग

सर्दी हो या गर्मी, प्रकृति ने मनुष्य को कुछ ऐसी अद्‌भुत क्षमता प्रदान कर रखी है कि उसका शरीर तापमान के परिवर्तनों का सामना करने में सक्षम रहता है। आपको जानकर आश्चर्य होगा कि अमेरिका व कनाडा में सुदूर उत्तर में जहाँ बारहों महीने बर्फ रहती है, वहाँ के रहने वाले एस्कीमो लोगों को ठंड लगती तक नहीं है। यही बात आस्ट्रेलिया के आदिवासियों के बारे में भी सही है।

इसका कारण स्पष्ट है कि प्रकृति ने उनके शरीर की रचना और उनकी क्रियाएँ इस तरह संचालित की हैं कि उनका शरीर बाहर की जलवायु के खतरों से अप्रभावित रहता है, या उनका सामना आसानी से कर लेता है। यही बात हम पर भी लागू होती है।

सामान्य परिस्थितियों में हमारा शरीर भी अपने आपको गर्मी और सर्दी के अंतर को सहन करने के अनुरूप ढाल लेता है। हमारे मस्तिष्क में एक ऐसा केन्द्र होता है, जिसे 'हाइपोथेलेमस' कहते हैं। यह शरीर के तापमान सम्बन्धी परिवर्तनों का नियमन करता है। अगर बाहर सर्दी ज्यादा हो जाए तो इस केन्द्र के इशारे पर शरीर में कुछ ऐसी क्रियाएँ होती हैं, जिनसे शरीर के अन्दर की गर्मी बढ़ती है, और इस तरह बाहर की सर्दी का प्रभाव नहीं पड़ता। इस क्रिया का एक उदाहरण है कम्पन का होना। लेकिन जब किन्हीं कारणों से शरीर की यह क्षमता कम हो जाती है, तो फिर सर्दी का हमारे स्वास्थ्य पर प्रतिकूल प्रभाव पड़ने लगता है। कुछ विशेष परिस्थितियों में यह क्षमता कम हो जाती है, जैसे—

1. बाल्यावस्था
2. वृद्धावस्था
3. पौष्टिक आहार की कमी से उत्पन्न अवस्थाएँ

4. थाईराइड तथा अन्य ग्रंथियों के द्रव्यों की कमी
5. कुछ अन्य कारण

1. **बाल्यावस्था** : बच्चे के मस्तिष्क का यह केंद्र पूर्णतया विकसित नहीं होता इसीलिए बच्चा तापमान के परिवर्तनों को नहीं झेल पाता। तापमान के परिवर्तन प्रतिकूल प्रभाव डालते हैं और यदि यह अन्तर अधिक हुआ तो और अधिक प्रतिकूल प्रभाव पड़ता है।

2. **वृद्धावस्था** : यही बात वृद्धावस्था में भी होती है। अधिक आयु के कारण यह केंद्र कम प्रभावी हो जाता है।

3. **पौष्टिक आहार** : जब शरीर में पौष्टिक आहार की कमी हो जाती है, या शरीर की अंत कपाल ग्रंथियों के द्वारा द्रव्य की निर्माण प्रक्रिया कम हो जाती है तो इस तरह की परिस्थितियों में भी इस केंद्र की क्षमता क्षीण हो जाती है।

शीत के प्रभाव से उत्पन्न रोग

शीत के कारण उत्पन्न रोगों में प्रमुख हैं :

1. स्वसन प्रणाली सम्बन्धी बीमारियाँ, जैसे : जुकाम, नजला, इन्फ्लूएंजा, निमोनिया, दमा आदि।
2. शीत या कुहरापूर्ण वातावरण में चलने-फिरने से हृदय-शूल का दौरा हो सकता है।
3. गठिया, जोड़ों की बीमारियाँ।
4. चर्मरोग के लक्षण या तो उभर आते हैं या अधिक भयंकर हो जाते हैं।
5. मधुमेह, पैप्टिक अल्सर आदि।

मानसिक रोग

1. पक्षाघात
2. मनोवैज्ञानिक बीमारियाँ या मनोरोग

जैसा कि आप जानते हैं कि सर्दी के मौसम की शुरुआत होते ही जुकाम, नजला जैसे रोग परेशान करने लगते हैं। दमा और पुरानी खाँसी अर्थात कॉनिक ब्रोंकाइटस के मरीज को इन बीमारियों के दौरे पड़ने शुरू हो जाते हैं, या इनकी उग्रता शुरू हो जाती है। इसी प्रकार

इन्फ्लूएंजा व निमोनिया से पीड़ितों की संख्या में वृद्धि होनी शुरू हो जाती है। खासकर बूढ़े और बच्चे इनसे अधिक प्रभावित होते हैं।

इसी प्रकार गठिया अथवा जोड़ों की बीमारी उभर आती है। जोड़ों में दर्द शुरू हो जाता है, सूजन आनी शुरू हो जाती है और अकड़न बढ़ जाती है । जिन व्यक्तियों में हृदय रोग या पक्षाघात के रोगों के पूर्व प्रायोजित कारण विद्यमान हैं वे शीत के प्रभाव में भयंकरता का रूप ले लेते हैं।

इसी प्रकार मधुमेह, पैप्टिक अल्सर और मनोवैज्ञानिक रोग जैसे सीजोफ्रेनिया आदि अधिक तीव्र हो जाते हैं।

वैसे यह जरूरी नहीं है कि सर्दी जिस दिन शुरू हो जाती है, उसी दिन सर्दी का असर हमारे शरीर पर दिखने लगे। अक्सर देखा यह गया है कि यह असर 2-3 दिन बाद होता है । शिशु और वृद्ध कम सर्दी होने पर भी उसके असर के शिकार हो जाते हैं ।

सर्दी के प्रभावों से बचने के उपाय

1. सबसे आसान और अच्छा तरीका तो यह है कि सर्दी शुरू होते ही हम अपने शरीर को पर्याप्त व सही कपड़ों से ढकें। खुले स्थान कम रहें। सुबह व रात में जब तापमान दिन की अपेक्षा काफी कम हो जाता है तब विशेष सावधानी बरतें।
2. शिशुओं और बूढ़ों को या रोग से पीड़ित व्यक्तियों को सर्दी से विशेष रूप से बचाना चाहिए।
3. घर की खिड़कियाँ और दरवाजे जहाँ तक हो सके बन्द रखें। कुहरे वाले दिन विशेष सावधानी बरतने की आवश्यकता है, क्योंकि कुहरे में घूमने-फिरने से दमा का घेराव, हृदय-शूल का दौरा पड़ सकता है।
4. अनावश्यक परिश्रम न करें, ताकि थकान न हो।
5. पौष्टिक आहार का सेवन करें ताकि शरीर की क्षमता बनी रहे और स्वास्थ्य ठीक रहे। जिन व्यक्तियों को बार-बार सर्दी-जुकाम आदि होता है उन्हें इसके टीके लगवा लेने चाहिए।
6. पुरानी खाँसी व दमा के मरीजों को या हार्ट-अटैक, पक्षाघात, मधुमेह, पैप्टिक अल्सर के मरीजों को सर्दी शुरू होते ही विशेषज्ञ से

सम्पर्क साधना चाहिए, ताकि पहले से ही उन बीमारियों को नियंत्रित किया जा सके।

7. शराब की ज्यादा लत या कुछ दवाओं के अभ्यस्त लोग भी अधिक सर्दी महसूस करते हैं। 'अल्कोहल हीट' गर्मी को शरीर से बाहर निकालने में मदद करती है और इसलिए शराब के अभ्यस्त व्यक्तियों को सर्दी का रोग जल्द होने की संभावना रहती है। यह समझना कि अधिक शराब ठड से बचने का इलाज है, एक भ्रामक धारणा है।

आँख, कान, हाथ-पैर व सीने को ठण्ड के असर से विशेष रूप से बचाना चाहिए।

लू का निदान, उपचार एवं बचने के उपाय

कोई साल ऐसा नहीं बीतता, जिसमें लू से कुछ मौतें नहीं होतीं। अप्रैल का महीना शुरू होते-होते सारे भारत में, विशेषकर उत्तर और मध्य भारत के बड़े भूभाग में भयानक गर्मी पड़नी शुरू हो जाती है। मई और जून के महीनों में यह गर्मी अपनी पराकाष्ठा पर रहती है। उस समय ऊपर से सूरज मानो आग उगलता रहता है और नीचे हवा इतनी गर्म रहती है कि छाया में रहने पर भी शरीर को जलाए डालती है। यही अवस्था जब तीखी हो जाती है, तो कहा जाता है कि लू चल रही है। लू लगना किस अवस्था को कहते हैं? लू लगने पर क्या उपचार करना चाहिए? लू से बचने के उपाय क्या हैं? आइए, यहाँ इन्हीं विषयों पर चर्चा करें।

मनुष्य तथा जानवरों के शरीर को प्रकृति ने काफी हद तक गर्मी और सर्दी सहन करने तथा उसे नियंत्रित करने की क्षमता दे रखी है। पर उस क्षमता की भी सीमाएँ हैं। लू की प्रखरता जब इस सीमा को तोड़ डालती है, तो आक्रांत मनुष्य का शरीर गर्मी की भीषणता से निपट नहीं पाता, या तो यों कहें कि वह अपने हथियार डाल देता है और झुलस जाता है। इसी को लू लगना अर्थात 'हीटस्ट्रोक' कहते हैं।

साधारण व स्वस्थ मनुष्य के शरीर का तापमान 97^0 से 99^0 फारेनहाइट के बीच रहता है। यह तापमान 24 घंटे एक-सा नहीं रहता। सुबह कम और शाम को अपेक्षाकृत अधिक होता है पर रहता है, 97^0 से 99^0 के दायरे में ही। यदि आसपास के वातावरण का तापमान इस 97^0-99^0 फारेनहाइट के दायरे से अधिक हुआ और उससे प्रभावित होकर शरीर का तापमान बढ़ना शुरू हो गया, तो रासायनिक एवं भौतिक क्रियाओं द्वारा शारीरिक प्रक्रिया के फलस्वरूप कुछ क्रियायें होती हैं, जिनके कारण बढ़ा हुआ तापमान कम होता है। उनमें

से एक है शरीर से पसीना निकलना शुरू हो जाना, जिसके फलस्वरूप बढ़ा हुआ तापमान सामान्य हो जाता है। प्रकृति ने हमारे चर्म में बारीक छिद्र किए हैं, इसलिए कि उनमें पसीना निकल सके, जिससे शरीर को बढ़े हुए तापमान से छुटकारा मिले। पर वातावरण का तापमान यदि बहुत अधिक हो जाए, तो उसका प्रभाव शरीर पर इतनी तेजी से और इतना अधिक पड़ सकता है कि पसीना निकलने और उसे सुखाकर शरीर के तापमान को सामान्य बनाये रखने वाली प्रक्रिया उस हमले को संभाल नहीं सके और पसीना निकलना ही बन्द हो जाये, उस हालत में शरीर का तापमान एकदम बढ़ जायेगा और गुर्दा, हृदय, मस्तिष्क और जिगर जैसे मुख्य-मुख्य अवयवों की कार्य-प्रणाली बढ़े तापमान के अनुपात में अवरुद्ध व छिन्न-भिन्न होती जाएगी।

यदि तापमान 104^0-105^0 फारनहाइट तक रहा, तो आक्रान्त व्यक्ति की भयानक प्यास, सरदर्द, चक्कर, कमजोरी, मानसिक असंतुलन और बेहोशी की-सी अवस्था होती है। पेट में गड़बड़ी तथा चमड़ी खुश्क और गरम हो जाती है।

यदि तापमान 110^0 के आसपास पहुंच गया, तो नाक-कान और मुँह से रक्त बहना शुरू हो जाता है और व्यक्ति गहरी बेहोशी की अवस्था में पहुँच जाता है। रक्तचाप सामान्य से नीचे गिरना शुरू हो जाता है और हार्टफेल होने की स्थिति पैदा हो जाती है या हार्टफेल हो जाता है।

लू लगने से 110^0 तक बढ़े हुए तापमान वाले व्यक्तियों की यदि तत्काल चिकित्सा की जाय तो 60 प्रतिशत तक जान बचाई जा सकती है। परन्तु लू-पीड़ित व्यक्ति का तापमान 110^0 से बढ़ गया हो, तो 20 से 30 प्रतिशत से अधिक को बचाना मुश्किल होगा। मनुष्य का शरीर 114^0 फारनहाइट से अधिक तापमान बरदाश्त नहीं कर सकता। उस हालत में शत-प्रतिशत रोगियों की मृत्यु हो जाती है।

लू के उपचार में मुख्य बात यह है कि जैसे भी हो शरीर के बढ़ हुए तापमान को घटाया जाये और पसीना निकलने वाली प्रक्रिया फिर चालू हो जाये। अतः निम्नलिखित उपचार तत्काल करने चाहिए—

1. लू से आक्रांत व्यक्ति को फौरन ऐसी जगह लिटा देना चाहिए जो ठंडी भी हो और जहाँ हवा का आवागमन भी हो। लू के रोगी के कपड़े ढीले कर देने चाहिए।

2. शरीर का तापमान यदि बहुत बढ़ गया हो, अर्थात 104^0 फारनहाइट के ऊपर हो तो बर्फ मिले ठंडे पानी के टब में सर के अतिरिक्त शेष सारे शरीर को डुबो देना चाहिए। जब तक मुँह के अंदर का तापमान 102^0 फारनहाइट तक न आ जाए तब तक यही प्रक्रिया अपनानी चाहिए।
3. यदि पास में टब न हो, तो बर्फ के पानी में तौलिया भिगो-भिगो कर सारे शरीर को पोंछते रहना चाहिए अथवा शरीर के अगल-बगल बर्फ की सिल्लियाँ लगा देनी चाहिए।
4. ठंडे तौलिये से चमड़े को हल्के ढंग से रगड़ते रहना चाहिए ताकि गर्मी निकलने में मदद मिले और रक्त-संचार की प्रक्रिया पुनः काम करने लगे।
5. रोगी अगर बेहोश नहीं हो गया है, तो वह जितना भी पानी पी सके, पिलाना चाहिए—चाहे सादा पानी हो, लस्सी हो, फलों का रस हो या सब्जियों का सूप हो। पानी और फलों के रस को छोड़ कर बाकी पेयों में नमक मिलाकर देना चाहिए, उससे उपचार में मदद मिलेगी। वैसे यदि अस्पताल पास हो, तो लू लगे व्यक्ति को तुरन्त वहाँ से ले जायें ताकि जल्दी ही ये सभी उपचार डॉक्टरों की देखरेख में हों तथा आवश्यक औषधियाँ भी रोगी व्यक्ति को दी जा सकें।
6. लू से पीड़ित व्यक्ति यदि बेहोश हो जाए, या उसके होंठ व हाथ-पैर के नाखून नीले पड़ने लगें, या साँस लेने में दिक्कत हो, या नाक-कान या कहीं और से खून निकलने लगे, या देर तक पेशाब न हो, तब तो उसका उपचार निश्चित रूप से अस्पताल में ही ठीक हो सकता है।

यह तो हुई लू लगने के बाद उपचार की बात। अब लू लगने से यथासंभव बचने के उपायों की ओर ध्यान दें—

1. जहाँ तक हो सके, जब लू चल रही हों या कड़ी धूप हो, तो बाहर न निकलें। अगर निकलना ही पड़े तो भरपेट पानी या कच्चे आम का अमरस पीकर निकलें। छाते या धूप के चश्मे का यथासंभव प्रयोग करें।
2. पानी अधिक पियें और खाने में नमक की मात्रा बढ़ा दें; क्योंकि पसीना निकलने के साथ नमक भी शरीर से निकल जाता है।

3. कपड़े सफेद या हल्के रंग के पहनें। इससे गर्मी की लहरें भीतर प्रवेश नहीं कर पातीं और टकराकर वापस चली जाती हैं। कपड़े सूती और हल्के-फुल्के होने चाहिए जिससे हवा का आवागमन ठीक से हो सके।
4. वातानुकूलन से हठात निकलकर गरम जगह पर आने से भी लू लगने का डर अधिक रहता है।
5. बच्चे, वृद्ध लोग, मधुमेह के रोगी, अधिक मोटे व्यक्ति, शराब का अधिक सेवन करने वाले लोग, दूसरी बीमारियों से पीड़ित तथा पौष्टिक आहार के अभाव में दुर्बल लोग अपेक्षाकृत जल्दी लू के शिकार हो जाते हैं। अतः उन्हें विशेष सावधानी बरतने की आवश्यकता है।

लू लगने के अलावा भी आदमी को गर्मी के दिनों में गर्मी के कारण दो तरह की तकलीफें हो सकती हैं– एक जिसे अंग्रेजी में 'हीट क्रेम्पस' कहते हैं। इसमें मांसपेशियों (खासकर हाथ-पैर की) में दर्द होता है। शरीर रसायन के हिसाब से यह दर्द इसलिए होता है कि गर्मी में अधिक पसीना निकलने के कारण शरीर से नमक भी बाहर निकल जाता है, नमक की कमी से यह दर्द होने लगता है। इसका इलाज यही है कि खाने में नमक की मात्रा बढ़ा दी जाए। दूसरी तकलीफ को अंग्रेजी में 'हीट-एक्जाशन' कहते हैं। इसमें हाथ-पैर व सारा शरीर ठंडा पड़ जाता है और रक्तचाप कम होता जाता है एवं हार्टफेल होना शुरू हो जाता है। ऐसी अवस्था में मरीज को फौरन अस्पताल पहुँचना चाहिए।

पेट गैस की बीमारी—कारण व निवारण

पेट की सब बीमारियों में बहुतायत से पाई जाने वाली बीमारी है—पेट में गैस की बीमारी। शायद ही ऐसा कोई व्यक्ति हो जो कभी न कभी, थोड़े या लम्बे समय के लिए पेट की गैस के प्रकोप का शिकार न हुआ हो। यूँ तो थोड़ी मात्रा में गैस का निकलना स्वाभाविक है और शायद आवश्यक भी, क्योंकि यह गैस आमाशय के खाने को आँत तक धकेलकर पहुँचाने में सहायता देती है। लेकिन यदि किसी कारण या कारणों से अधिक गैस आमाशय या आँत में पहुँच जाए और उसी अनुपात में अधोवायु या डकारों द्वारा निष्कासित न हो पाये तो व्यक्ति गैस से उत्पन्न लक्षणों का शिकार हो जाता है।

गैस अपने आप में बीमारी न होकर कई कारणों—मनोवैज्ञानिक, आमाशय, पित्त की थैली, आँत की बीमारियों या फिर खाने के गैस जनित पदार्थों, भोजन में वसाजनित पदार्थों की बहुतायत के कारण अधिक गैस बनती है और व्यक्ति परेशानी का शिकार हो जाता है।

उपवास की अवस्था में मनुष्य की आँत में करीब 200 मिलिग्राम गैस रहती है। यह करीब पाँच प्रकार की गैस का मिश्रण होती है, जैसे—नाइट्रोजन, कार्बन डाईऑक्साइड, हाइड्रोजन, नाइट्रोजन व ऑक्सीजन। श्वास क्रिया की तरह सामान्य अवस्था में गैस निकलना अनजाने में होता रहता है, पर यदि मनुष्य इस क्रिया के बारे में सचेत हो जाता है तो प्राकृतिक रूप से निकलने वाली गैस एक समस्या बन जाती है। आपको यह जानकर आश्चर्य होगा कि दिन में करीब 600 मिलिलिटर गैस सामान्यतः अधोवायु (पाद) व डकारों के द्वारा शरीर से निष्कासित होती रहती है, लेकिन यह भी सत्य है कि विभिन्न कारणों से आमाशय व आँतों में अधिक मात्रा में गैस बनने लगती है और यह न केवल अस्वस्थता की परिचायक है बल्कि कहीं-कहीं यह व्यक्ति के लिए

एक विशेष उलझन व अशोभनीय स्थिति का कारण बनती है।

कुछ मात्रा में गैस निकलना एक प्राकृतिक प्रक्रिया है, और यह गैस करीव-करीब 20 से 60 प्रतिशत निगलने की क्रिया के साथ पेट में प्रवेश करती है। जैसा कि कहा जा चुका है कुछ मात्रा में गैस निकलना स्वाभाविक है, खास करके खाना खाने के प्रारंभिक चरण में। पर कुछ विशेष परिस्थितियों में अधिक मात्रा में गैस निकलती है, जैसे मानसिक तनावों के कारण, अनियमित खुराक खाने से या जो लोग तम्बाकू या ऐसी ही कोई चीज मुँह में रखकर चूसते रहते हैं सामान्ततः साधारण व्यक्ति से अधिक गैस निकालते हैं। इसी प्रकार दमा के मरीज या पुरानी खाँसी के मरीज या हृदय की मांसपेशी की शिथिलता होने की अवस्था में भी कहीं अधिक गैस निगली जाती है। गैस अधिक होने का दूसरा मुख्य कारण है जीवाणुओं की कार्बोहाइड्रेट्स पर फर्मेन्टेशन की प्रक्रिया। या तो कुछ ऐसे पदार्थ जिनका पाचन पूरी तरह से नहीं हो पाता, खासकर कुछ विशेष प्रकार की शर्करा वाले पदार्थ जिन्हें 'पोलीसेकराइड' कहते हैं या फिर आँत में अधिक जीवाणु के उत्पन्न होने के कारण 'फर्मेन्टेशन' की क्रिया को बढ़ावा मिलता है। दोनों ही स्थितियों में अधिक गैस बनती है।

खाने के कुछ पदार्थ दूसरे पदार्थों की अपेक्षा अधिक गैस पैदा करते हैं, जैसे लोगूम्स जिनमें ऐसे तत्त्व होते हैं जो पूरी तरह आँत में पच नहीं पाते और जीवाणुओं की प्रक्रिया से अधिक गैस बनाने लगते हैं। खाने में बहुत मात्रा में वसायुक्त पदार्थ लेने से भी अधिक गैस बनने लगती है। अधिक चर्बीदार पदार्थ जहाँ एक ओर अधिक गैस बनाते हैं वहाँ दूसरी ओर चर्बीदार खाना आमाशय से दूसरे खाद्य पदार्थों की अपेक्षा देर से आँत तक पहुँच पाता है और दूसरा कारण गैस भी आमाशय में देर से आँत में पहुँचती हैं और देर में अधोवायु के रूप में बाहर निकल पाती है। कुछ पदार्थों में ऐसे तत्त्व पाये जाते हैं जो जीवाणुओं द्वारा खमीर बनकर गैस पैदा करते हैं। इन पदार्थों में मीथेन गैस ज्यादा बनती है। कुछ सब्जियों—जैसे गोभी, गाजर, बैंगन, पालक; कुछ दालों—जैसे राजमा, उड़द से अधिक गैस बनती है। यहाँ तक कि कुछ लोगों को दूध के सेवन से भी ज्यादा गैस बनती है। बहुत चटपटी खाद्य वस्तुएँ व मांस आदि खाने से भी अधिक गैस बनती है।

पित्त की थैली की बीमारियों, खासकर पथरी या आमाशय में छाले

के कारण भी अधिक गस बननी शुरू हो जाती है। यदि अधिक गैस का कोई कारण स्पष्ट न हो तो व्यक्ति को इन दोनों बीमारियों की जाँच करवा लेनी चाहिए।

गैस की बीमारी व्यक्ति में वंशानुगत भी पाई जाती है खासकर मिथेन नामक गैस परिवारों में स्थानान्तरित हो सकती है।

लक्षण

अधिक गैस से पीड़ित व्यवित कई तरह की तकलीफें बताते हैं, कुछ पेट फूलने की, कुछ दर्द की, तो कुछ डकारों व बार-बार अधोवायु निकलने की शिकायत करते हैं।

सामान्यतः गैस के कारण आमाशय फूल सकता है, आँत के किसी हिस्से में गैस के रुक जाने से आँत भी फूल सकती है जिसके कारण पेट-दर्द से लेकर भीषण ऐंठन तक हो सकती है। दर्द रुक-रुककर भी हो सकता है। पेट में गैस के गोले-से छूटने की शिकायत भी हो सकती है और कभी-कभी दस्त के साथ गैस बाहर आ जाती है। आपने सुना होगा कि कुछ लोग गैस से इतने परेशान हो जाते हैं कि उन्हें अपने दिमाग पर चढ़ती सी अनुभव होने लगता है, तो कुछ को हृदय के भाग से दर्द व अजीब-सी घबराहट रहने लगती है। कुछ को डकारें आती हैं। डकारें छोटी हो सकती हैं किन्तु कभी-कभी बड़ी डकारें भी आती हैं। इसी प्रकार बार-बार अधोवायु निकलती है जो मिथेन गैस के होने की परिचायक है। कभी-कभी पेट में गड़गड़ाहट की भी आवाज होती है।

गैस जब आँत के किसी भाग में उलझ जाती है तो आँत की बीमारी से सम्बद्ध लक्षण उभरना शुरू हो जाते हैं। आँतों में हलचल अनुभव की जा सकती है। जैसे दर्द, पेट का फूलना, व दस्त या अधोवायु निकलना इसी प्रकार यदि यह गैस आमाशय में अटकी है तो पेट का ऊपरी भाग फूल जाता है और उल्टी व दस्त, दर्द की शिकायत शुरू हो जाती है। आमाशय की गैस एक्सरे उपकरणों द्वारा देखी जा सकती है।

कुछ लोगों के मुख व अधोवायु से बदबूदार गैस निकलती है, यह खासकर अधिक वसायुक्त भोजन के सेवन से होता है। लम्बी डकारों और गड़गड़ाहट के साथ गैस बाहर निकलने के कारण या अधोवायु में

बदबूदार गैस निकलने के कारण कभी-कभी बड़ी हास्यास्पद स्थिति पैदा हो जाती है ।

रोकथाम व उपचार

1. 20 से 60 प्रतिशत गैस निगलने के कारण अन्दर जाती है । यदि हवा निगलने की आदत हो गई है तो उसे छोड़ने व आगे भी उससे बचने का उपाय करें ।
2. मानसिक तनावों से बचें; क्योंकि मानसिक तनावों से पीड़ित व्यक्ति स्वस्थ व्यक्ति से कहीं अधिक हवा निगलते हैं ।
3. इसी प्रकार दमा, पुरानी खाँसी से पीड़ित व्यक्ति या हृदय की मांसपेशी की बीमारियों को नियंत्रित करें; क्योंकि इन बीमारियों से पीड़ित व्यक्ति ज्यादा हवा निगलते हैं ।
4. आमाशय के छाले व पित्त की थैली में पथरी रोग का निदान व चिकित्सा अविलम्ब करें ।
5. अधिक गैस बनने की स्थिति में खाद्य पदार्थों के सेवन में विशेष सावधानियाँ बरतें । जिस चीज के खाने से अधिक गैस बनती हो, उसे इस्तेमाल न करें । जैसे कुछ लोगों को दूध से, तो कुछ को गोभी, गाजर, अरबी से, सामान्यतः जड़ वाली सब्जियों के सेवन से गैस बनती है, अतः इनका सेवन न करें । इसी तरह अधिक वसायुक्त भोजन भी न करें । सादा हल्का भोजन करें ।
6. आटे को बगैर छाने ही खाने के काम में लाएँ, क्योंकि चोकर-आटा (होल ह्वीट) आँतों की कार्यप्रणाली को सुचारु रूप से संचालित करने में सहायव होता है और शौचादि नियमित रहता है ।
7. नियमित व्यायाम भी आँतों को स्वच्छ रखने में व शौच सम्बन्धी कठिनाइयों को दूर रखने में सहायक होता है ।
8. यदि अधिक गैस बनती है और यह एक परेशानी का कारण बनी हुई है, तो विशेषज्ञ से परामर्श करें ताकि गैस बनने के कारणों का पता सम्पूर्ण जाँच करके किया जा सके तथा उचित इलाज किया जा सके ।

पैप्टिक अल्सर : एक जटिल समस्या

पैप्टिक अल्सर काफी परिचित शब्द है। पाश्चात्य देशों एवं अपने ही देश के अनुमानों के अवलोकन से पैप्टिक अल्सर की व्यापकता का अनुमान हो जाता है। पाश्चात्य देशों की जनसंख्या का लगभग 90 प्रतिशत इस रोग से पीड़ित है। अपने देश में भी पैप्टिक अल्सर के रोगी हर भाग में पाये जाते हैं। असम में उनकी संख्या अपेक्षाकृत अधिक है। किन्तु उससे भी अधिक अल्सर-पीड़ितों की संख्या है दक्षिण भारत में। उत्तर भारत की अपेक्षा दक्षिण भारत की जनता पैप्टिक अल्सर से पन्द्रह गुना अधिक पीड़ित होती है।

मनुष्य जो कुछ भी खाता है वह खाने की नली से होता हुआ आमाशय में पहुँचता है। आमाशय ग्रंथियों से भोजन पचाने वाले तत्त्व निकलते हैं, इन पदार्थों में दो विशेष उल्लेखनीय हैं—पैप्सिन व हाइड्रोक्लोरिक अम्ल।

अम्ल (एसिड) का सहज गुण यह है कि यदि वह चमड़े के सम्पर्क में आयेगा तो जलन या गैस पैदा करेगा। पर प्रकृति का विधान यह है कि भोजन की नली में शुरू से लेकर आमाशय और उसके बाद आने वाली आँत के हिस्से तक सारे के सारे भाग अन्दर की सतह में एक परत होती है जिसे 'म्यूकस मेंबरेन' कहते हैं। अथात खाने की नली आमाशय के बेरियर के नाम से जानी जाती है। प्रकृति ने इस परस को एसिड और पैप्सिन से रक्षित रहने की क्षमता दी है। अर्थात इसे प्रतिरोधक क्षमता प्राप्त है। इसी परत के कारण, परत की दूसरी ओर की मांसपेशियाँ भी एसिड के सम्पर्क में नहीं आ पाती हैं। और वे किसी तरह की जलन या जख्म से बची रहती हैं। इस परत के अन्दर कुछ ग्रंथियाँ भी होती हैं। उनमें से कुछ अम्ल और पैप्सिन बनाती हैं, जो पाचन-क्रिया के काम में आते हैं और दूसरी ग्रंथियाँ आमाशय को इस

अम्ल और पैप्सिन के हानिकारक प्रभाव को बेअसर करने के लिए 'म्यूकस' नामक तरल पदार्थ भी बनाती हैं।

इस अम्ल, पैप्सिन और म्यूकस के बीच एक सन्तुलन-सा बना रहता है। पर यदि किसी कारण से यह सन्तुलन बिगड़ जाय या किन्हीं अन्य कारणों से यह परत छिन्न-भिन्न हो जाय, तो यह पैप्सिन और अम्ल इस परत में छाले जैसी स्थिति पैदा कर देते हैं। इसी अवस्था को अंग्रेजी में 'पैप्टिक इरोजन' कहते हैं जिसका अर्थ यह हुआ कि परत छिल गई है।

यदि इन कारणों का क्रम जारी रहा जो पैप्सिन और अम्ल परत को छीलते-छीलते मांसपेशियों तक पहुँचकर वहाँ जख्म या छाले पैदा कर देते हैं। इन्हीं जख्मों या छालों को पैप्टिक अल्सर कहते हैं। अर्थात पाचन-क्रिया से सम्बन्धित अंग या अंगों में जब हाइड्रोक्लोरिक अम्ल व पैप्सिन के प्रहार के फलस्वरूप घाव या जख्म हो जाता है तो उसे पैप्टिक अल्सर कहते हैं (देखिये चित्र 24)।

अल्सर या जख्म कहाँ हुआ है, उसके आधार पर इसे अलग-अलग नामों से पुकारा जाता है। यदि भोजन की नली में हुआ तो 'इसोफीजियल', आमाशय के ऊपरी भाग में हुआ तो 'गैस्ट्रिक अल्सर', आमाशय के निचले भाग में हुआ तो 'डियूडीनल अल्सर' और छोटी आँत के शुरू वाले हिस्से में हुआ तो उसे 'जेजूनल अल्सर' कहते हैं।

अल्सर के लक्षण

अल्सर का प्रधान लक्षण है पेट में दर्द होना, जो तेज भी हो सकता है और हल्का भी, दर्द की तीव्रता इस बात निर्भर करती है कि—

1. जख्म पाचन-क्रिया के काम में आने वाले किस अंग में है
2. जख्म कितना बड़ा है
3. जख्म जटिल अवस्था में है या नहीं
4. प्रखरता को बढ़ाने वाले कारणों का क्रम अभी भी जारी है अथवा नहीं

'डियूडीनल अल्सर' के रोगी को दर्द दूध, भोजन या दवा खा लेने से तीन घंटे तक के लिए लगभग बन्द हो जाता है। तदुपरान्त फिर शुरू हो जाता है। दिन-प्रतिदिन यह क्रम चलता रहता है। दर्द से राहत

पाने के लिए बार-बार खाते रहने के परिणामस्वरूप 'डियूडीनल अल्सर' के रोगियों का वजन बढ़ जाता है। एक महत्त्वपूर्ण लक्षण यह भी है कि यदि किसी व्यक्ति को हर रोज आधी रात के कुछ समय बाद पेट में दर्द के कारण नींद से उठना पड़ जाता है और यदि यह घटना अक्सर घटित होती है तो यह इस बात का परिचायक है कि वह व्यक्ति 'डियूडीनल अल्सर' से पीड़ित है।

इसके विपरीत, 'गैस्ट्रिक अल्सर' में खाने से दर्द बढ़ जाता है। आमाशय के अल्सर से पीड़ित व्यक्ति खाना खाने से घबराता है और फलस्वरूप दुबला होता जाता है।

पैप्टिक अल्सर के अन्य लक्षण हैं उल्टी होना, जी का मिचलाते रहना व मुँह में खट्टा पानी आ जाना ।

पैप्टिक अल्सर के कारण

पैप्टिक अल्सर पैदा करने वाले कई कारण-समूह हैं, जैसे अत्यधिक चाय-कॉफ़ी, शराब, अधिक चटपटा भोजन व धूम्रपान। भोजन में प्रोटीन की कमी भी पैप्टिक अल्सर का कारण बन सकती है। इन कारणों के फलस्वरूप आमाशय में पैप्सिन और हाइड्रोक्लोरिक अम्ल अधिक मात्रा में बनते हैं। प्रकृति फिर भी यह कोशिश करती है कि आमाशय में ही अन्य प्रकार की ग्रंथियों से 'म्यूकस' नामक तत्त्व पैदा करके अम्ल की बढ़ी हुई मात्रा को बेअसर कर दे, पर यदि खान-पान की ये लापरवाहियाँ नहीं रुकीं तो प्रकृति हार जाती है, संतुलन बिगड़ जाता है और पैप्सिन तथा अम्ल के हानिकारक प्रभाव के फलस्वरूप घाव बन जाते हैं और व्यक्ति पैप्टिक अल्सर का शिकार हो जाता है।

अल्सर का दूसरा प्रमुख कारण-समूह उन दवाओं का सेवन है, जो सरदर्द, जोड़ों और गठिया की बीमारियों के इलाज में प्रयोग में लायी जाती हैं। उच्च रक्तचाप को नियमित करने वाली दवाओं से कुछ एक का लम्बे अर्से तक प्रयोग भी अल्सर का कारण बन सकता है।

तीसरा स्पष्ट कारण आदमी की मानसिक स्थिति से सम्बन्धित है। कहा जाता है कि यदि दुःख या उससे उत्पन्न भावनाएँ आँसुओं द्वारा बाहर नहीं निकलतीं तो फिर हृदय या शरीर के दूसरे अंग रोते हैं और नासूर का कारण बन जाते हैं अर्थात् आदमी यदि अधिक तनाव

या गुस्से में रहे और छोटी-छोटी बातों से दुखी और परेशान होता रहे तथा इस तरह तनावपूर्ण स्थिति का दबाव मन पर पड़ता रहे तो समझ लेना चाहिए, वह पैप्टिक अल्सर को न्यौता दे रहा है। होता यह है कि तनाव की स्थिति के फलस्वरूप आमाशय में अम्ल अधिक मात्रा में पैदा होने लगता है, जिससे प्राकृतिक संतुलन बिगड़ जाता है और पैप्टिक अल्सर बन जाता है।

वंशानुक्रम का भी पैप्टिक अल्सर से सीधा सम्बन्ध है। कुछ व्यक्तियों में अम्ल पैदा करने वाली कोशिकाएँ अधिक संख्या में होती हैं इसलिए ऐसे व्यक्तियों में अम्ल भी अधिक मात्रा में बनता है। इसी प्रकार कुछ व्यक्तियों के आमाशय में लाल रक्तकणों द्वारा ऐसे तत्त्व स्थापित होते हैं, जो कि अल्सर की उत्पत्ति की रोकथाम करते हैं। जिन व्यक्तियों में इन तत्त्वों की कमी होती है उनमें अल्सर होने की सम्भावना अधिक होती है।

पैप्टिक अल्सर का कैंसर से सम्बन्ध

पैप्टिक अल्सर कैंसर में भी परिवर्तन हो सकता है या नहीं, यह प्रश्न अक्सर पूछा जाता है। दरअसल पैप्टिक अल्सर से पीड़ित व्यक्ति कैंसर होने की आशंका से तनावपूर्ण स्थिति में रहते हैं। संसार में हुए अनुमानों के आधार पर इस आशंका को जड़मूल से उखाड़ देना जरूरी है क्योंकि सामान्यतः 'डियूडीनल' अल्सर कैंसर में परिवर्तित नहीं होता। गैस्ट्रिक अल्सर 0.5 से 1 प्रतिशत व्यक्तियों में कैंसर परिवर्तन पाया जाता है।

बचाव व इलाज

नियमित रूप से दवाओं के सेवन तथा आहार सम्बन्धी सावधानियों द्वारा पैप्टिक अल्सर से छुटकारा पाया जा सकता है। इसके विपरीत यदि पैप्टिक अल्सर की दवा नहीं की गई और खानपान सम्बन्धी परहेज नहीं किया गया, तो यह भयंकर रूप भी धारण कर सकता है। पैप्टिक अल्सर की एक जटिलता यह है कि रक्तस्राव के कारण मृत्यु तक हो सकती है। दूसरी जटिलता के फलस्वरूप यह जख्म भीतर फैलकर आरपार हो सकता है। और व्यक्ति को मरणासन्न

अवस्था में पहुँचा देता है। संयमित आहार व व्यवहार सम्बन्धी निम्न सावधानियों का पालन प्रमुख रूप से उल्लेखनीय है—

1. चाय, कॉफी, शराब का अधिक सेवन न करें। धूम्रपान से भी परहेज रखें।
2. दवाएँ खासकर दर्दनाशक तथा रक्तचाप नियंत्रित करने वाली, अत्यधिक सेवन में न लाएँ। अन्य दवाएँ भी चिकित्सक के परामर्श के पश्चात ही लें।
3. तनावों से अपने को मुक्त रखिए और तनावों को किसी विशेष आदत के रूप में ऐसा मोड़ दे दीजिए कि वह स्वास्थ्य को नुकसान न पहुँचा सकें।
4. खान-पान संतुलित होना चाहिए। खाने में कार्बोहाइड्रेट तत्त्वों की बहुतायत नहीं होनी चाहिए और न ही प्रोटीन तत्त्वों की कमी।
5. पैप्टिक अल्सर से पीड़ित व्यक्ति को लम्बी अवधि तक खाली पेट नहीं रहना चाहिए तथा 2-3 घंटे के अन्तर से दूध, बिस्कुट या फल आदि का सेवन करते रहना चाहिए।
6. अल्सर की तीव्र अवस्था में 3-4 घंटे के अन्तर से सिर्फ दूध का सेवन करना आवश्यक है।
7. खाना अधिक चटपटा नहीं होना चाहिए। खाने में नमक की मात्रा भी अधिक नहीं होनी चाहिए, क्योंकि नमक से अधिक अम्ल की उत्पत्ति होती है। जब तक अल्सर तीव्र अवस्था में न हो तब तक दो बड़े भोजन लेने के बजाय आहार को 5-6 छोटे-छोटे भोजनों में विभाजित कर देना चाहिए। अल्सर के इलाज के लिए चिकित्सक के परामर्श के अनुसार औषधियों का नियमित रूप से सेवन करना चाहिए। इस प्रकार नियमित रूप से औषधि-सेवन, खान-पान में सावधानी बरतने के बावजूद यदि दर्द बना रहे, लगातार उल्टियाँ होने लगें, दवाओं का असर कम हो जाये या उल्टी में खून आ जाय तो विशेषज्ञ से फौरन सम्पर्क स्थापित करना चाहिए; क्योंकि यह लक्षण इस बात का द्योतक है कि पैप्टिक अल्सर भयंकर रूप धारण कर रहा है।

कृमि रोग : कितना हानिकारक

जहाँ मलेरिया जैसी परम्परागत बीमारी व्यापक निरोधात्मक उपायों के कारण कम होती जा रही है, वहीं आधुनिक सभ्यता के बढ़ाव के साथ उत्पन्न होने वाली कई समस्याएँ भी बढ़ी हैं, जिनके फलस्वरूप कई बीमारियों का फैलाव हुआ है। वह समस्याएँ संक्षेप में इस प्रकार हैं।

गन्दी बस्तियों का फैलाव

शहरीकरण की रफ्तार के तेज होने के कारण साफ पीने से पानी की कमी, जलमल के निपटान व निकासी की समुचित व्यवस्था का अभाव हुआ है।

वातावरण की बढ़ती हुई गन्दगी दूर करने की समुचित व्यवस्था न होने तथा व्यक्तिगत व सामूहिक रूप से स्वास्थ्यकर आदतों के अमल से स्वस्थ रहने की प्रवृत्ति की कमी आदि के कारण कुछ अन्य बीमारियों का बढ़ाव भी होता जा रहा है। जिनमें से एक है—कृमि या शरीर के अन्दर कीड़ों अर्थात वर्म्स से होने वाली बीमारी।

लोगों की यह धारण कहाँ तक सच है कृमि-रोग से कोई खास नुकसान नहीं होता ?

1. यह आश्चर्य की बात है कि आज भी बहुत से माता-पिता व बहनें, बच्चों के बड़े होने के साथ-साथ उनके पेट में कीड़े होना एक मामूली, स्वाभाविक और कहीं-कहीं तो 'शायद जरूरी बात है'— ऐसा मानकर चलते हैं। कहीं-कहीं तो यह भी मान्यता है कि इनसे कोई नुकसान नहीं होता। लेकिन सच इसके विपरीत है। कृमि रोगों से पीड़ित बच्चों को ही नहीं, बड़ों को भी कुछ गम्भीर परिणामों का सामना करना पड़ता है। बच्चों का विकास

तो विशेष रूप से प्रभावित होता ही है। कृमि की शरीर में उपस्थिति के नतीजे का अनुमान इस बात से लगाया जा सकता है कि—

2. एक कँटीला कृमि जिसे 'हुक वर्म' कहते हैं एक दिन में मनुष्य का लगभग पौन ग्राम खून पी जाता है और अक्सर यह पाया गया है कि 10-15 कृमि एक साथ शरीर में पलते हैं। इसका मतलब यह हुआ कि एक दिन में यह कृमि 12 ग्राम खून चूस लेते हैं।
3. इसी प्रकार 20 गोलाकार कृमि जिन्हें 'राउण्ड वर्म' भी कहते हैं, एक दिन में मनुष्य का 3 ग्राम खाना चट कर जाते हैं। जिसके कारण शरीर को पूरा पोषण नहीं मिल पाता और पौष्टिक तत्त्वों व विटामिनों की विशेषकर कमी हो जाती है। इससे तरह-तरह की बीमारियों के होने की आशंका बढ़ती है।
4. सर्वेक्षण से पता चला है कि ऊष्ण कटिबन्धीय प्रदेशों के कुछ देशों में सामान्यत: लोगों की आँतों में एक प्रकार का कृमि तो रहता ही है पर कई व्यवितयों में 4 या 5 प्रकार के कृमि भी घर बनाकर बैठ जाते हैं, जिनके कारण शरीर को भोजन से प्राप्त होने वाले पौष्टिक तत्त्वों की कमी हो जाती है, क्योंकि ये कृमि सारा खाना चट कर जाते हैं। इससे विशेषकर वे व्यक्ति जिन्हें पर्याप्त पौष्टिक आहार नहीं मिलता, ज्यादा प्रभावित हो जाते हैं।

कृमि रोग का विस्तार

करीब 50 तरह के कृमि मनुष्य को अपना शिकार बनाते हैं। कृमि रोग का कितना विस्तार है, इसका अनुमान आप इस बात से लगा सकते हैं कि विश्व के—

1. लगभग 100 करोड़ व्यक्ति गोलाकार कृमि अर्थात 'राउण्ड वर्म' (चित्र-26) से पीड़ित रहते हैं और इनमें से 20,000 (बीस हजार) आदमी प्रतिवर्ष मौत के शिकार हो जाते हैं। हमारे अपने ही देश में कुल जनसंख्या का 20 प्रतिशत अर्थात 14-15 करोड़ लोग कृमि रोग से पीड़ित हैं।
2. कँटीले कृमि अर्थात 'हुक वर्म' (चित्र-25) से प्रभावित व्यक्तियों की संख्या विश्व में 90 करोड़ है, जिनमें से 50,000 व्यक्ति हर

साल मर जाते हैं।

3. टेप वर्म (चित्र-27) नामक कृमि विश्व के 50 करोड़ व्यक्तियों की बीमारी का कारण बना हुआ है और प्रतिवर्ष यह 50 हजार व्यक्तियों को मौत के मुँह में धकेल देता है।
4. इसी प्रकार गिनी वर्म अर्थात नारू वर्म विश्व के 2 करोड़ व्यक्तियों को अपनी चपेट में लिये हुए है और अपने देश के पश्चिम में करीब 60 लाख व्यक्ति इससे पीड़ित हैं।

कृमि रोग होता कैसे है ?

1. मनुष्य दो या तीन तरह से कृमि रोग की गिरफ्त में आ जाता है। एक तो जब कृमि रोग से पीड़ित कोई व्यक्ति खुले मैदान में या पीने के पानी के जलाशयों के निकट शौच करता है तो कृमि के अन्डे या 'लारवा' जमीन पर फैल जाते हैं। वातावरण में आने पर इन अण्डों में कुछ आंतरिक परिवर्तन होते हैं और यदि मल का ठीक तरह से विसर्जन न हुआ, तो सब्जी, फल या अन्य खाने के पदार्थ अथवा पीने का पानी आदि इन कृमियों के अण्डों से दूषित हो जाते हैं। जब लोग ये दूषित चीजें खाते-पीते हैं, तो यह अण्डे मनुष्य के अन्दर प्रवेश कर जाते हैं।
2. दूसरी स्थिति में जब जानवर इस तरह का दूषित घास-चारा या खाना खाते हैं, तो कुछ कृमि के अण्डे इनके शरीर में प्रवेश कर उनकी मांसपेशियों में स्थापित हो जाते हैं और जब आदमी इन जानवरों का अधपका मांस खाते हैं तो ये अण्डे मनुष्य के शरीर में प्रवेश कर जाते हैं।
3. इसी प्रकार कँटीला कृमि (हुक वर्म) खाने-पीने की चीजों के अलावा व्यक्तियों के शरीर में पैर द्वारा भी प्रवेश करता है। जब व्यक्ति नंगे पैर घास में या जमीन पर चलता-फिरता है तो यह कृमि उनके शरीर में पैर द्वारा प्रवेश कर जाता है। यह इतना महीन होता है कि सुई चुभने जैसा आभास भी नहीं हो पाता।

शरीर में प्रवेश करने के बाद यह अण्डे शरीर के विभिन्न भागों से गुजरते हैं और विकसित होते हैं। अन्त में पूर्ण रूप से विकसित होकर नर व मादा के रूप में आँत में अपना स्थायी घर बना लेते हैं।

इनमें से कुछ कृमि कुछ सेंटीमीटर लम्बे होते हैं तो अन्य कई मीटर तक लम्बे हो जाते हैं। स्थायी घर बनाने के बाद फिर ये कृमि अण्डे पैदा करते हैं जो मल द्वारा वातावरण में बाहर आते हैं। इस तरह यह क्रम चलता रहता है और करोड़ों व्यक्ति इस रोग के शिकार होते जाते हैं।

कृमि रोग के लक्षण

कृमि रोग के कारण पेट में एक अजीब-सी परेशानी रहती है। पेट खाली-खाली-सा लगता है। कभी जी मिचलाता है तो कभी उल्टी व दस्त का हो जाना इसका बहुत आम लक्षण है। पेटदर्द के दौरों का होना भी आम तौर पर देखा जाता है। एक परीक्षण के दौरान यह पाया गया है कि कृमि रोग से पीड़ित बच्चे दूध हजम नहीं कर पाते और अपनी उम्र के बच्चे की अपेक्षा कम दूध पीना शुरू कर देते हैं। होता यह है कि कृमि रोग के कारण 'लैक्टेट' नामक एनजाइम, जो दूध व दूध से बने पदार्थों को हजम करने में सक्रिय रूप से भाग लेता है, का कम बनना शुरू हो जाता है। कभी-कभी कीड़े मुँह से, नाक से अथवा मल-द्वार से बाहर निकल पड़ते हैं।

कुछ लोगों को साँस फूलने या दमा सरीखी साँस की शिकायत हो जाती है, तो कुछ विभिन्न प्रकार की एलर्जी के शिकार हो जाते हैं और परिणामस्वरूप शरीर पर छपाकों की शिकायत करते हैं। इस रोग से पीड़ित व्यक्ति की काम करने की क्षमता भी कम हो जाती है।

मानसिक विकास में रुकावट तथा शरीर में खून की कमी आ जाती है। कृमि रोग से पीड़ित, विशेषकर माताओं और बहनों को, प्रसव सम्बन्धी अड़चनों का सामना करना पड़ता है। खून की कमी के कारण हृदय की कार्यप्रणाली भी प्रभावित हो जाती है।

आँत में चिपके रहने के कारण आँत की परत खराब हो जाती है तथा विटामिन व खाने के पौष्टिक तत्त्वों का पाचन ठीक से नहीं हो पाता और इस कारण शरीर में इन तत्त्वों की कमी होने लगती है।

कुछ कृमि सैर-सपाटे के शौकीन होते हैं और पित्त की थैली, आमाशय, जिगर व शरीर के दूसरे हिस्सों में पहुँचकर उनकी कार्य-प्रणाली को छिन्न-भिन्न कर देते हैं। कभी-कभी तो इनसे गम्भीर

स्थिति भी पैदा हो जाती है, खासकर, पेंक्रियाज, एपेण्डिक्स व पित्त की थैली में कृमि के विस्तार के कारण।

1. पेंक्रिय टाइटस
2. एपेण्डीसाइटिस
3. 'कोलीसिसिटाइटिस' नामक गम्भीर रोग तक भी पैदा हो जाता है। कभी-कभी यह कृमि आँत में इकट्‌ठे हो जाते हैं और आँत का रास्ता अवरुद्ध कर आंत्रिक अवरोध (इनटेसटाइनल आब्स्ट्रक्शन) नामक आपात स्थिति पैदा कर देते हैं। यह स्थिति खासकर उन विशेष परिस्थितियों—जैसे बुखार होने की स्थिति, या कृमि-नाशक दवाइयों के लेने की स्थिति—में विशेष रूप से पाई जाती है।

ऐसा भी देखा गया है कि कृमि से प्रभावित लोगों को मिट्टी खाने में मजा आने लगता है। यहाँ तक कि कुछ लोग तो मिट्टी सुखा-पीसकर रख लेते हैं और समय-समय पर फंकी मारते रहते हैं।

कुछ खास कृमि टेप वर्म से पीड़ित व्यक्तियों के लक्षणों में मृगी सरीखी बीमारी, दिमाग पर सूजन, शरीर पर गाँठों का हो जाना व आँख की रोशनी का कम हो जाना आदि शामिल हैं।

गिनी वर्म अर्थात नारू बीमारी करने वाला कृमि पैर में छाला करके धागे के आकार के समान बाहर निकलता है। यह स्थिति खासकर तब पैदा होती है जब इस बीमारी से पीड़ित व्यक्ति तालाब या कुएँ के पानी के सम्पर्क में आता है।

कृमि रोग की रोकथाम

कृमि रोग से छुटकारा पाना मुश्किल तो है पर असम्भव नहीं है। ऐसा जापान, कोरिया व अन्य देशों ने कर दिखाया है। इन देशों में कृमि रोग का उन्मूलन हो चुका है।

इस रोग की रोकथाम के लिए सर्वप्रथम आवश्यक है कि हम अच्छी आदतों को दिनचर्या में ढालें। अच्छी आदतों से मतलब है स्वास्थ्यप्रद, आदतें। उदाहरण के तौर पर नाखून गन्दे व लम्बे न रखें। खाना खाने के पहले हाथ-पाँव धोएँ, मक्खियों आदि को खाने पर न बैठने दें। वस्तुतः अच्छी स्वास्थ्यप्रद आदतें घर व स्कूल या घर से

बाहर कहीं से भी शुरू होनी चाहिए। चूँकि माताओं के जिम्मे बच्चों का लालन-पालन होता है अतः माताओं को इन अच्छी आदतों की पूरी जानकारी होनी चाहिए ताकि वे इन आदतों को प्यार से बच्चों में डाल सकें।

स्वच्छ पानी पियें, व्यक्तिगत सफाई रखें, खाना खाने के पहले हाथ साफ करना न भूलें। घर से बाहर जूते पहनकर ही निकलें। खासकर घास पर नंगे पैर न चलें, सब्जियों व फलों आदि को साफ करके ही काम में लायें। मैले बर्तन में पानी भी मैला हो जाता है अतः साफ बर्तनों में ही पानी इकट्ठा करें। पानी छानकर, खासकर नारू वर्म से फैलाव वाले क्षेत्र में तथा ऐसी जगह जहाँ पानी दूषित हो, उसे उबालकर ही पियें। मक्खियों, कीड़ों, तिलचट्टों आदि को पास न आने दें। घर का कूड़ा-कचरा व जानवरों का मल-मूत्र आदि ठीक से विसर्जित करें। खाद्य पदार्थों को ठीक से पकायें। अधपका खाना, खासकर मांस, मछली कभी न खायें।

अगर हम एक ही बात का निश्चय कर लें कि खुले में, जलाशयों के निकट शौच नहीं करेंगे, तो भी कृमि रोग की काफी हद तक रोक-थाम हो जायेगी। किन्तु आश्चर्य तो तब होता है, जब लोग यह जानते हुए भी आरोग्य के नियमों की बिलकुल परवाह नहीं करते।

गन्दे पानी को सोखने वाले गड्ढे बनवायें। साफ पानी के कुंएँ, ट्यूबवैल और जलाशयों की समय-समय पर सफाई होनी चाहिए। यह जिम्मेदारी विशेषकर स्वास्थ विभाग की है। इसकी रोकथाम के लिए नालों व गन्दे पानी का बहाव भी नियंत्रित होना चाहिए, ताकि वह पीने के पानी में न मिल पाए। जानवरों, कुत्तों, घोड़ों, गाय, बैलों आदि से अधिक लाड़-प्यार न दर्शायें तथा उन्हें साफ-सुथरा रखें।

इसके साथ-साथ समुचित इलाज की व्यवस्था भी होनी चाहिए। कृमिनाशक दवाओं के व्यक्तिगत व सामूहिक स्तर पर साल में दो बार दिये जाने की व्यवस्था होनी चाहिए।

कृमि रोग संबंधी कुछ प्रश्नोत्तर

प्र०—मनुष्य के अन्दर कितने प्रकार के कृमि पाये जाते हैं ? इनमें से सबसे ज्यादा नुकसान किससे होता है ?

उ०—करीब 50 से भी ज्यादा तरह के कृमि मनुष्य को अपना शिकार बनाते हैं। यूँ तो सभी कृमि किसी न किसी तरह स्वास्थ्य को हानि पहुँचाते हैं पर कुछ विशेष परिस्थितियों में हानि कुछ ज्यादा ही हो जाती है। जैसे कि 20 गोलाकार कृमि मनुष्य का एक दिन में करीब 3 ग्राम खाना चट कर जाते हैं और जिन व्यक्तियों को पहले से ही पर्याप्त और पौष्टिक खाना नहीं मिला होता है तो जाहिर है ऐसे व्यक्ति जल्दी व गम्भीर रूप से कृमि रोग से प्रभावित हो जाएँगे। ज्यादा नुकसान करने वाले कृमियों में मुख्य हैं—कँटीला कृमि अर्थात हुक वर्म, जो एक दिन में मनुष्य का एक कृमि ही पौन ग्राम खून चूस लेता है। उसी प्रकार टेप वर्म नामक कृमि दिमाग पर सूजन का कारण बनता है और यह कृमि अपेक्षाकृत दूसरे कृमियों से अधिक हानिकारक होते हैं।

प्र०—एक दिन में एक मादा कृमि कितने अंडे देती है ?

उ०—अलग-अलग मादा कृमि अलग-अलग संख्या में अण्डे देती हैं। विभिन्न मादा कृमि हजारों से लाखों तक की संख्या में प्रतिदिन अण्डे देती हैं। एक ट्राईचूरिस मादा कृमि एक दिन में 7000 तो कँटीला मादा कृमि (हुक वर्म) एक दिन में 25,000 अण्डे देती है। गोलाकार मादा कृमि एक दिन में 2 लाख तक अण्डे देती है। धागे के आकार की छोटी-छोटी सफेद मादा कृमि एक दिन में करीब 10,000 अण्डे पैदा करती है।

प्र०—हुक वर्म शरीर में प्रवेश कैसे करता है ?

उ०—कँटीला कृमि दूषित खाने-पीने की चीजों के खाने के अलावा

व्यक्तियों के शरीर में पैर द्वारा प्रवेश करता है। जब व्यक्ति नंगे पैर घास या जमीन पर चलता-फिरता है तो यह कृमि उसके शरीर में पैर द्वारा प्रवेश कर जाते हैं। यह इतना महीन होता है कि सुई के चुभने जैसा आभास भी नहीं हो पाता।

प्र०—टेपवर्म शरीर में कैसे प्रवेश करता है ?

उ०—टेप कृमि के अण्डे घास-चारा या खाने की दूसरी चीजों को दूषित कर देते हैं और इन दूषित खाद्य पदार्थों के खाने या दूसरी दूषित खाने की चीजों को, खासकर पिग (सूअर) खाने से कृमि के अण्डे शरीर में प्रवेश कर जाते हैं; वहीं विकसित होते हैं और अन्त में उनकी मांसपेशियों में स्थापित हो जाते हैं (चित्र-29)। जब आदमी इन जानवरों का मांस (अधपका मांस) खाता है, तो ये अण्डे मनुष्य के शरीर में प्रवेश कर जाते हैं।

प्र०—यह कहाँ तक सच है कि कृमि रोग के कारण आपातकालीन ऑपरेशन तक की नौबत आ जाती है ?

उ०—जी हाँ, कई कृमि तो कुछ सेंटीमीटर लम्बे होते हैं तो कई अन्य एक मीटर तक लम्बे होते हैं तथा कुछ कृमि सैर-सपाटे के भी अधिक शौकीन होते हैं। कभी-कभी यह कृमि आँत में इकट्ठे होकर आँत का रास्ता अवरुद्ध कर 'इन्टेस्टाइनल आब्स्ट्रक्शन' नामक आपात स्थिति पैदा कर देते हैं (चित्र-31)। यह स्थिति विशेष परिस्थितियों में, जैसे—बुखार की अवस्था में और कभी-कभी कृमिनाशक दवाओं के सेवन के कारण उत्पन्न हो जाती है क्योंकि इन अवस्थाओं में कृमि की हरकत कुछ ज्यादा हो जाती है।

प्र०—यदि बच्चा मिट्टी खाए और सोते समय दाँत किटकिटाए तो क्या यह कृमि रोग के कारण होता है ?

उ०—जी हाँ ! ऐसा देखा गया है कि कृमि रोग से पीड़ित लोगों को मिट्टी खाने में मजा आने लगता है। यहाँ तक कि कुछ लोग तो मिट्टी सुखाकर व पीसकर रख लेते हैं और समय-समय पर फंकी मारते रहते हैं। इसी प्रकार रात में बच्चे दाँत किटकिटाते हैं। संभवतः आँत में कृमि की विशेष हलचल के कारण ही ऐसा होता है।

प्र०—क्या मृगी रोग के दौरों का सम्बन्ध कृमि रोग से है ?

उ०—टेप वर्म से पीड़ित व्यक्तियों को मृगी सरीखी बीमारी, दिमाग पर

सूजन के कारण हो जाती है। ऐसे व्यक्ति के शरीर पर छोटी-छोटी गठानें भी पैदा हो जाती हैं और आँख की रोशनी भी कम होनी शुरू हो जाती है। अभी तक ऐसी धारणा थी कि यह बीमारी मांसाहारी, खासकर अधपका मांस (पोर्क मीट) खाने वालों में ज्यादा देखी गई है। लेकिन शाकाहारी व्यक्ति भी इस बीमारी की जकड़ में आ जाते हैं। इस सम्बन्ध में मैंने खुद छह शोध प्रकाशित किये हैं। शाकाहारी मरीज इस बीमारी से प्रभावित हुए थे। मेरा सुझाव है कि अधपका मांस न खाएँ तथा सब्जी-भाजी ठीक से धोकर साफ करके ही सेवन करें। जियारडिया एक सामान्यतः पाया जाने वाला कृमि है (चित्र-28)। यह बहुत छोटा होता है लेकिन उतना ही शैतान भी। औसतन 2 से 20 प्रतिशत जनमानस को अपनी गिरफ्त में लिये हुए है और करीब 300 वर्ष से मुसीबत का कारण बना हुआ था। इसी कृमि के कारण यह बीमारी महामारी के रूप में अमेरिका व कनाडा में फैल चुकी है। इसके कारण पेट में दर्द के दौरों, दस्त की शिकायत व पौष्टिक तत्त्वों के जज्ब न होने के कारण शरीर में दुर्बलता आ जाती है। इसकी जाँच के तौर-तरीकों में काफी नये-नये साधन सुलभ हैं और इलाज भी काफी प्रभावी हो गया है।

प्र०—नारू रोग कैसे होता है ?

उ०—गिनी वर्म या नारू रोग विश्व में करीब 2 करोड़ व्यक्तियों को अपनी चपेट में लिए हुए है। हमारे देश में पश्चिमी भाग में ही करीब 60 लाख व्यक्ति इस कृमि की गिरफ्त में हैं। यह रोग गिनी वर्म द्वारा दूषित पानी पीने से होता है। जब इस बीमारी से पीड़ित व्यक्ति तालाब या कुएँ के पानी के सम्पर्क में आता है तो इस कृमि के अण्डे इस पानी को दूषित कर देते हैं और इसके अण्डे पानी के द्वारा शरीर में विकसित हो जाते हैं। जब आदमी दूषित पानी पीता है तो नारू रोग का शिकार हो जाता है। यह कृमि धागे के आकार का होता है और पैर में छेद कर बाहर निकलता है (चित्र-30 व 32)।

प्र०—नारू से बचने के उपाय क्या हैं ?

उ०—जहाँ इस रोग की बहुतायत है वहाँ पानी उबालकर व छानकर पियें। छानने के लिए सस्ते व सरल उपकरण 'फिल्टर्स' सुलभ कर

लिये गये हैं जो खास पदार्थ के बने होते हैं और नारू कृमि के अण्डे छनकर अलग हो जाते हैं। कुओं, तालाबों व अन्य जलाशयों के पानी को कृमिनाशक दवाओं से स्वच्छ किया जाना चाहिए।

प्र०—कृमिनाशक दवा के बाद भी यदि कृमि रोग से छुटकारा नहीं मिले तो क्या करें ?

उ०—कुछ उपाय तो आपके बस में हैं और कुछ नहीं; क्योंकि आपको समाज के दूसरे वर्गों के ऊपर निर्भर होना पड़ेगा। इसके लिए व्यक्तिगत दिनचर्या पर ध्यान देना होगा—

1. खाना खाने के पहले हाथ साफ करें।
2. हाथ के नाखून बढ़ने न दें।
3. नंगे पैर जमीन पर, खासकर बाहर घास में, न चलें-फिरें।
4. खाना, खासकर सब्जियाँ धोकर तथा साफ करके पकाएँ। अधपका मांस भूलकर भी न खायें।
5. स्वच्छ पानी पियें। अच्छा हो पानी उबालकर पियें।
6. आस-पास की सफाई रखी जाए व जल-मल के सही विसर्जन की व्यवस्था हो।
7. जलाशयों, कुओं की समय-समय पर सफाई होनी आवश्यक है।
8. व्यक्तिगत व सामूहिक रूप से साल में कम-से-कम दो बार कृमिनाशक दवाओं का सेवन करें।

मैं पिछले एक अन्तर्राष्ट्रीय सम्मेलन में शोधपत्र पढ़ने थाईलैंड गया था। वहाँ मुझे बताया गया कि एक पेड़ (माकुला) के द्रव्य रस में कृमिनाशक गुण है और यह रस लोगों में इसलिए प्रचलित हो गया है, क्योंकि एक तो यह स्थानीय है, दूसरे वह कड़वा व काले रंग का होता है। लोगों को विश्वास हो गया है कि यह कृमि रोग का उन्मूलन करने में सफल होगा और वहाँ की सरकार ने इस तरह के एक प्रकल्प (प्रोजेक्ट) द्वारा माकुला के कई पेड़ लगाने की योजना बनाई और इससे सामूहिक स्तर पर कृमि रोग की रोकथाम हो सकी।

प्र०—कृमि रोग के इलाज में कोई खोज हो रही है।

उ०—जी हाँ ! विज्ञान प्रगति के पथ पर निरन्तर बढ़ता जा रहा है। कृमि रोग की बीमारी की जाँच के लिए कुछ नये तरीके व इलाज

के नये तरीके खोजे गये हैं। क्योंकि कुछ कृमियों का कल्चर किया जाना सम्भव हुआ है और इस कारण इन कृमियों की गहन व विशेष जाँच सम्भव हुई है। टेप वर्म जब दिमाग पर अपना असर कर देता है तो अभी तक ऐसी कोई दवा नहीं थी, जो इसके असर को नाकामयाब कर सके। लेकिन खोज के फलस्वरूप एक नई दवा तैयार की गई है। विदेशों में विशेष संस्थानों में 'प्रेजी कुनटल' दवा प्रयोग की जा रही है। दूसरी आश्चर्यजनक प्रगति हुई है एक बहुत छोटे और बहुत शैतान कृमि 'जियारडिया' से मुक्ति पाने की दिशा में। इस बीमारी की जाँच के नये-नये तौर-तरीकों में शोध के फलस्वरूप प्रगति हुई है। हाल ही में अनुसंधान के कारण यह भी पता चला है कि माँ के दूध में जियारडिया और एक अन्य कृमि अमीबा को नष्ट करने के तत्त्व पाये गये हैं। कुछ कृमि तो थोड़ी ही देर बाद जैसे थ्रेड वर्म (धागे के आकार के कृमि) व्यक्ति को प्रभावित करने की क्षमता में आ जाते हैं तो कुछ काफी समय तक वातावरण में रहने के बाद ही यह क्षमता प्राप्त कर पाते हैं। अतः स्वास्थ्यप्रद आदतों का पालन करें और कृमि रोग से मुक्ति पाने का प्रयास करें।

बचपन के रोगों से बचाव

सृष्टि के प्रारम्भिक काल में मनुष्य, प्राकृतिक प्रकोपों से अपनी रक्षा करने में बिल्कुल असमर्थ था। फिर जैसे-जैसे सभ्यता और विज्ञान का विकास होता गया, स्थिति बदलती गयी और आज का मानव अनेक क्षेत्रों में प्रकृति-विजयी कहा जा सकता है। आज मनुष्य का स्वास्थ्य भी एक ऐसा ही क्षेत्र है। इस अत्यन्त व्यापक क्षेत्र के कई पहलुओं में से एक है वैज्ञानिक उन्नति।

वैज्ञानिक उन्नति के फलस्वरूप बचपन से ही दवा या टीका देकर कई भयंकर रोगों का पूर्ण निवारण किया जा सकता है। टीका या दवा देने के फलस्वरूप आगे चलकर ये बीमारियाँ या तो होतीं ही नहीं या अगर कभी हुईं भी तो उनका जोर बहुत कम हो जाता है। अतः इस क्रिया के फलस्वरूप बच्चे के शरीर में प्रकृति-प्रदत्त रोग निरोधक तत्त्व सशक्त हो जाते हैं। इस प्रक्रिया को ही विसंक्रमण कहते हैं।

विसंक्रमण सम्बन्धी सावधानियाँ

विसंक्रमण की प्रक्रिया में कुछ सावधानियाँ बरतना आवश्यक है, नहीं तो विसंक्रमण पूर्णरूप से कारगर नहीं होगा। किसी-किसी मामले में उल्टी-सीधी प्रक्रिया भी हो सकती है।

(1) एक जरूरी बात ध्यान में रखनी चाहिए कि जो टीका बच्चे को जिस उम्र में लगना चाहिए, उसी उम्र में लगे। जैसे कि क्षय निरोधक टीका तथा चेचक का टीका जन्म से एक हफ्ते के अन्दर लग जाना चाहिए। काली खाँसी का टीका 6 महीने की उम्र तक लग जाना चाहिए क्योंकि यह बीमारी उस उम्र के बच्चों पर विशेष रूप से आक्रमण करती है।

(2) टीका देने से पहले यह देख लेना चाहिए कि विगत एक सप्ताह से इस समय तक बच्चे को बीमारी, यहाँ तक कि मामूली खाँसी-जुकाम तक न हुआ हो।

(3) टीका लगाते समय यह भी देख लेना चाहिए कि वह ताजा हो अर्थात् उसके लगाने की तिथि न निकल गई हो। वह अवधि निकल जाने के बाद टीके का उल्टा असर भी देखने में आता है। विसंक्रमण के टीके वाले अंग पर चन्दन, पाउडर या राख नहीं डालना चाहिए। पट्टी भी नहीं बाँधनी चाहिए। खुजली नहीं करनी चाहिए व बच्चे के हाथों को कपड़े से ढककर बन्द कर देना चाहिए ताकि वह खुजली न कर सके। पानी या साबुन से धोना या साफ नहीं करना चाहिए।

प्राथमिक विसंक्रमण के फलस्वरूप शरीर में रोग निरोधक तत्त्वों की उत्पत्ति बढ़ जाती है और इस प्राथमिक विसंक्रमण के पश्चात पुनः टीका दिया जाता है जिसके परिणामस्वरूप रोग निरोधक तत्त्व और अधिक सशक्त हो जाते हैं। प्राथमिक विसंक्रमण के पश्चात दी जाने वाली खुराक (डोज) को 'बोस्टर डोज' कहते हैं।

विसंक्रमण की क्रिया द्वारा कई बीमारियों का पूर्व निवारण किया जा सकता है। उनमें कुछ प्रमुख बीमारियाँ हैं :—

1. क्षय, 2. काली खाँसी, 3. डिफ्थीरिया, 4. टेटनस, 5. पोलियो, 6. चेचक, खसरा, जरमन, मीजिल्स, 7. मोतीझारा अर्थात् टायफाइड।

क्षय : क्षय निरोधक बी० सी० जी० का टीका बच्चे के जन्म के 34-दिन के अन्दर दिया जाना चाहिए। इस टीके से एलर्जी अर्थात् शरीर पर पित्ती निकल सकती है। स्थानीय मवाद (पस) बन सकती है। इसको 5 साल के अन्दर और 15 वर्ष की आयु तक पुनः देना चाहिए।

चेचक : चेचक निरोधक टीका जन्म के एक सप्ताह के अन्दर दिया जाता है। गर्भावस्था, चर्म-रोग जैसे दाद, रक्त कैंसर से पीड़ित व्यक्तियों को यह टीका देना वर्जित है।

डिफ्थीरिया : डिफ्थीरियाँ, काली खाँसी और टिटनस, इन तीनों

बीमारियों का मिला-जुला टीका दिया जाता है जिसे अंग्रेजी में ट्रिपिल-वैक्सीन के नाम से जाना जाता है ।

प्रथम	:	तीन माह की आयु में
दूसरा	:	4 माह की आयु में
तीसरा	:	5 माह की आयु में

इसके बाद पुन: 5 वर्ष की आयु में यह टीका दिया जाता है । इस क्रिया से डिफ्थीरिया की बीमारी की रोकथाम 10 वर्ष तक हो जाती है । इस ट्रिपिल वैक्सीन की प्रतिक्रिया काली खाँसी के मिश्रित वैक्सीन से हो सकती है । परिणामस्वरूप बुखार हो सकता है तथा शरीर पर पित्ती उछल सकती है, पर इससे परेशान होने की कोई बात नहीं है ।

टिटनस : टिटनस निओने टोरम नामक बीमारी जन्म से 3-10 दिन के अन्दर बच्चा रोगग्रस्त हो जाता है ।

पहला लक्षण यह है कि वह दूध पीना बन्द कर देता है । फिर जबड़ा खोलने या जोर देकर खोलने में दिक्कत होती है । झटके या दौरे आने शुरू हो जाते हैं ।

बचने के उपाय

(1)गर्भावस्था में माँ का विधिवत टिटनस के लिए विसंक्रमण किया चाहिए ।

(2) यदि कोई घाव हो तो उसकी दवा या मरहम-पट्टी ठीक से करना चाहिए ।

(3) इसके अतिरिक्त पेनिसिलिन का टीका भी देना चाहिए ।

पोलियो : इस बीमारी से शरीर के अंगों को लकवा मार जाता है । बच्चे में पोलियो के लक्षण बीमारी की उग्रता पर निर्भर करते हैं । कुछ बच्चों को तो सिर्फ मामूली-सा बुखार-खाँसी या गले में खराश हो जाती है । कुछ को उल्टी, दस्त, भूख न लगना आदि होता है । कुछ को भयंकर लक्षण जैसे शरीर के हिस्सों को लकवा व श्वास की क्रिया में बाधा तथा दिमाग में सूजन आदि हो जाती है ।

पोलियो का टीका मुँह द्वारा पिला दिया जाता है क्योंकि यह तरल होता है । प्रथम 3 माह की आयु में, दूसरा 4 माह की आयु में, तथा तीसरा 5 माह की आयु में ट्रिपिल वैक्सीन के साथ दे दिया जाता

है। पुनः और आखिरी बार 5 वर्ष की आयु में दिया जाना चाहिए। इसके लिए एक सावधानी तो यह बरतनी चाहिए कि चेचक और पोलियो के टीके, दोनों के बीच 3 सप्ताह का अन्तर होना चाहिए। यदि बच्चे को रक्त कैंसर हो तो पोलियो के टीके का प्रयोग नहीं करना चाहिए। जहाँ इस बीमारी का प्रकोप हो वहाँ बच्चे को नहीं जाने देना चाहिए।

बच्चे को शीत के असर और थकान से बचाएँ।

खसरा : खसरा अर्थात्-मीजिल्स, चेचक से कम भयंकर होती है। लेकिन गर्भावस्था में यदि हो जाये तो गर्भस्थ शिशु को भयंकर दुष्परिणामों का शिकार होना पड़ता है। इस बीमारी के लक्षण हैं—बुखार, खाँसी के साथ शरीर पर दाना निकल आता है। साथ में लिम्फ नामक द्रव्य से सम्बन्धित ग्रन्थियाँ सूज जाती हैं। दाना 1-5 दिन रहता है उसके उपरान्त मिटना शुरू हो जाता है।

जब बच्चा एक साल का हो जाए तब खसरा-निरोधक टीका दिया जाता है। यदि खसरा संक्रमण रूप से फले या बच्चे को क्षय, दिल की बीमारियाँ, अथवा खसरे के मरीज से सम्पर्क में आने की सम्भावना हो तो इस टीके की पुनरावृत्ति की जा सकती है।

जर्मन मीजिल्स : यह टीका भी एक वर्ष की आयु के बाद दिया जाता है। यह बीमारी अगर गर्भावस्था में हो जाये तो गर्भस्थ शिशु पर उसके कई दुष्परिणाम होते हैं। नेत्र सम्बन्धी बीमारियाँ, जैसे मोतियाबिन्दु, दिल की विभिन्न बीमारियाँ, जिगर की बीमारियाँ, मानसिक विकास की कमी, आदि अनेक बीमारियों का गर्भस्थ शिशु शिकार हो जाता है। कभी-कभी तो गर्भपात करवाना आवश्यक हो जाता है।

गलसुए अर्थात मम्स : गलसुए अर्थात् मम्स का टीका भी एक साल की उम्र में लगना चाहिए। गर्भावस्था में यह टीका देना वर्जित है। इसी प्रकार रक्त कैंसर या कुछ विशेष दवाएँ जैसे कारटीसोन का सेवन करते वक्त भी इन टीकों को नहीं देना चाहिए।

टाइफाइड अर्थात मोतीझारा

इसका निरोधक टीका टी० ए० बी० के नाम से जाना जाता है।

इस टीके की पहली खुराक (डोज) 2 वर्ष की आयु में दी जाती है। दूसरी खुराक उसके चार हफ्ते बाद तथा उसके बाद इसे हर साल देते रहना चाहिए । उत्तरी भारत में जहाँ गर्मी साल के 8 माह तक रहती है, यह टीका साल में दो बार दिया जाना चाहिए। मोतीझारा के टीके अर्थात् टी० ए० बी० की रोग निरोधक शक्ति एक साल है।

इमूनोग्लोबुलिन नामक प्रोटीन तत्त्व भी विसंक्रमण के कारण ऊपर बताये रोगों की रोकथाम में सहायक हो सकते हैं। इसका प्रयोग तब कि जाता है जब—

(1) व्यक्ति विशेष को किन्हीं कारणों से वैक्सीन का प्रयोग वर्जित है : जैसे गर्भावस्था ।

(2) अथवा टीके के फलस्वरूप प्रतिकूल प्रतिक्रियाओं जैसे एलर्जी होने की सम्भावना होती है या हो सकती है ।

(3) बीमारी की उग्रता को कम करना होता है ।

चूँकि प्रोटीन तत्त्वों के प्रयोग से बीमारी की उग्रता कम हो जाती है अतः उन परिस्थितियों में जहाँ बीमारी के टीके का आविष्कार अभी नहीं हुआ है या फिर बीमारी ने भयंकर रूप ले लिया है, इमूनोग्लोबुलिन का प्रयोग किया जा सकता है । जहाँ पीलिया जैसी कोई बीमारी फैल रही है या फैलने का अंदेशा है, वहाँ यह प्रोटीन तत्त्व उस बीमारी के मरीज से सम्पर्क में आने के 48 से 72 घण्टे बाद तक प्रयोग में लाये जा सकते हैं।

विसंक्रमण के कारण बच्चों में होने वाली मौतों की संख्या में भारी कमी आ गयी है। खासकर पोलियो व कुकर खाँसी व टिटनस सरीखे घातक रोगों से पूर्ण बचाव किया जा सकता है, जिसका लाभ उठाना चाहिए।

बच्चों के खेल-खिलौने

बहुत कम ऐसे माता-पिता होंगे, जो खेल और खिलौनों को बच्चों के लिए आवश्यक समझते हैं। खेल बच्चों के शारीरिक, मानसिक और सामाजिक तथा सम्वेगात्मक विकास के लिए अत्यन्त आवश्यक है। बच्चे की आन्तरिक इच्छा, भय व चिन्ता, प्रसन्नता अथवा कल्पना

आदि की स्वाभाविक अभिव्यक्ति का खिलौनों से उत्तम और कोई साधन नहीं है। खेल से उनका विकसित होता हुआ शरीर सुन्दर और बलिष्ठ बनता है।

खिलौने और विकास

बच्चे के शारीरिक विकास में खेल का महत्त्वपूर्ण स्थान है। खेलने-कूदने से बच्चे की मांसपेशियाँ सुदृढ़ बनती हैं; बच्चे के अन्दर की अतिरिक्त शक्ति को निकास का मार्ग मिलता है। यदि बच्चे की अतिरिक्त शक्ति को निकास का उचित मार्ग नहीं मिलता है तो बच्चा बीमार और चिड़चिड़ा हो जाता है। फिर यही शक्ति मार-पीट और तोड़-फोड़ में खर्च होती है।

सामाजिक विकास

जो बच्चा दूसरे बच्चों के साथ नहीं खेलता वह स्वार्थी, अहंकारी तथा उद्दण्ड बन जाता है। दूसरे बच्चों के साथ खेलने से बच्चा सहयोग, आदान-प्रदान तथा मेल-जोल सीखता है। वह अपने व्यक्तित्व को समाज के व्यक्तित्व में मिलाना सीखता है।

ज्ञान सम्बन्धी शिक्षा

तरह-तरह के खिलौनों से खेलकर बच्चे को उनकी बनावट, रंग, छोटाई और बड़ाई का ज्ञान होता है। जैसे-जैसे वह बड़ा होता है उन्हीं चीजों से हुनर सीखता जाता है। अन्वेषण, चीजें इकट्ठी करना और इसी प्रकार के अन्य खेलों से बच्चे के ज्ञान की जो वृद्धि होती है वह केवल स्कूली किताबों से सम्भव नहीं। खेल-खिलौने तथा नाटक, संगीत से बच्चों का मनोरंजन तो होता ही है, साथ ही ज्ञान भी बढ़ता है।

कोई ऐसी चीज बन जाय जिसे बच्चा घर में या बाहर देखता है, तो वह खुश हो जाता है। प्रारम्भ में बच्चा मिट्टी के घर, पहाड़, गुफाएँ, आदि बनाता है। लकड़ी के टुकड़ों, गत्ते के टुकड़ों आदि से वह निर्माण कार्य करता है और इस प्रकार बच्चा जो कुछ भी बनाता है, उसका रूप पहले से ही उसके मन में स्थिर होता है।

निर्माणात्मक खेल किशोरावस्था तक चलता है, किन्तु जैसे-जैसे किशोरावस्था व्यतीत होती है, बच्चा अपनी बनायी हुई वस्तुओं का समालोचक बनता जाता है और यहाँ तक कि यदि कोई दूसरा उन वस्तुओं को देखना चाहे तो उन्हें तोड़ डालता है । जो बच्चे चित्रकारी करते हैं उनमें यह प्रवृत्ति अधिक होती है ।

माता-पिता के लिए कुछ सुझाव

बच्चों के लिए खिलौने खरीदते समय कुछ बातों का ध्यान रखना आवश्यक है । चाहे किसी प्रकार का खिलौना हो वह ज्यादा कीमती नहीं होना चाहिए । कई माताएँ महँगा खिलौना खरीद लेती हैं और जब बच्चा माँग करता है तो जरा हिचकिचाहट में देती हैं और साथ-साथ कहती जाती हैं, 'देखो ! खिलौने से खेलो जरूर पर उसे तोड़ना नहीं ।' यदि बच्चा खेलते-खेलते उसे तोड़ देता है तो वह क्रोध में आ जाती हैं । दूसरे खिलौने को भी कहीं छुपाकर रख देती हैं । वह यह भूल जाती हैं कि खिलौना बच्चे के खेलने के लिए ही खरीदा गया है, देखने, दिखाने या छिपाने के लिए नहीं ।

अगर बच्चा खिलौनों को तोड़े-फोड़े तो भी माता-पिता को दुखी या निराश नहीं होना चाहिए । तोड़ना-फोड़ना भी एक विशेष अवस्था और संवेगात्मक स्तर तक उचित और स्वाभाविक है । तोड़ना-फोड़ना बनाने के लिए एक क्रमिक क्रिया है । चीजें तोड़-फोड़कर ही बच्चे उसे बनाना सीखते हैं ।

खिलौना नुकीला या खुरदरा नहीं होना चाहिए, क्योंकि ऐसे खिलौनों से बच्चे के कोमल हाथों में चोट लग सकती है । छोटा बच्चा खिलौना मुँह में डालता है । यदि खिलौना नुकीला या तेज हो तो मुँह कट जाने का भी अन्देशा है । यही कारण है कि खिलौनों का रंग भी पक्का होना चाहिए ताकि बच्चा बिना नुकसान के उन्हें मुँह में डाल सके । यदि खिलौना किसी धातु का बना हो तो वह हलका होना चाहिए ताकि बच्चा उसे आसानी से उठा सके । यदि उसके हाथ से वह गिर जाये तो बच्चे के पैर में किसी प्रकार की चोट न लग सके ।

नैतिक शिक्षा

यह सत्य है कि बच्चे को नैतिक शिक्षा स्कूल और घर में भी मिलती है किन्तु घर और स्कूल के नियम इतने कठोर नहीं होते जितने बच्चों के खेल-कूद के समाज के। बच्चा जानता है कि उसे अपने साथियों के बीच रहना है तो उसे ईमानदारी और सच्चाई से रहना होगा।

विभिन्न खेल

शिशु का खेल बहुत ही साधारण होता है। हाथ पैर-पटकना, इधर-उधर देखना ही उसका खेल है। मानसिक-शारीरिक विकास और आयु की वृद्धि के साथ-साथ बच्चे के खेलने का तरीका भी बदलता जाता है।

शिशु का स्वच्छन्द खेल

शिशु जब पहले-पहल खेलना शुरू करता है तब उसका खेल बिना किसी नियम, बिना किसी साथी के होता है। वह खेलता जाता है जब तक कि उससे ऊब न जाये। इस प्रकार का खेल अन्वेषणात्मक होता है।

नाटकीय या अभिनयात्मक खेल

बच्चे जीवन की विभिन्न परिस्थितियों की कल्पना कर उन्हीं का अभिनय करते हैं। जिस समूह में विभिन्न आयु वाले लड़के या लड़कियाँ होंगी उसी समूह में ऐसे खेल अधिक होंगे। मकान बनाना, घर सजाना, खाना पकाना, बच्चे की देख-रेख करना, माँ-बाप की नकल उतारना, बेचना-खरीदना, रेल बनाना, सजा देना, मारना आदि खेल इसी श्रेणी में रखे जाते हैं। बड़े बच्चे जो कहानियाँ पढ़ते हैं, उनका अभिनय भी करते हैं।

निर्माणात्मक या सृजनात्मक खेल

इस प्रकार के खेल में बच्चों की रुचि निर्माण की ओर होती है। पाँच-छः वर्ष की आयु का बच्चा खेल-कूद में जो कुछ बनाता है वह

संयोगवश होता है । बच्चा बिना योजना के एक के पास दूसरी चीजें रखता है । इसी से रचनात्मक प्रवृत्ति बढ़ती है ।

बच्चों को चटक तथा सुन्दर रंग के खिलौने पसन्द आते हैं । अतः उन्हें उनकी रुचि के अनुसार सुन्दर खिलौने देना चाहिए । खिलौने ऐसी धातु के बने हों जिसमें जंग न लगता हो ।

बच्चों को ऐसे खिलौने दिये जायँ जो उनकी विकास-अवस्था के अनुसार उपयुक्त हों । अगर आप खिलौने उनकी अवस्था के अनुसार नहीं देंगे तो वे न तो उनकी ओर पूर्णतया आकृष्ट होंगे और न ही उन्हें किसी प्रकार का आनन्द मिलेगा ।

एक छोटी-सी बात है जो माता-पिता प्रायः भूल जाते हैं । देखा गया है कि अपने बच्चों को लाड़-प्यारवश एक साथ बहुत से खिलौने दे देते हैं । इसका परिणाम यह होता है कि बच्चा किसी खिलौने के साथ अच्छी प्रकार से नहीं खेल पाता और शीघ्र ही सबसे ऊब जाता है । वह उनमें वह नवीनता नहीं पाता जो उत्सुकता को बढ़ाये ।

बाल मनोवैज्ञानिकों का विचार है कि बच्चों को ऐसे खिलौने अधिकतर दिये जायें जिनसे वे कुछ कर सकें, उनको अपनी इच्छानुसार बदल सकें, उनसे कुछ बना सकें, उनमें कुछ परिवर्तन कर सकें ।

इन खिलौनों के अतिरिक्त प्रकृति भी बच्चों के खेलने की सामग्री है । हरी-हरी घास, फल-पत्तियाँ, मिट्टी, रेत, तालाब, नीला आकाश, वर्षा, चाँद-सितारे ये सभी बच्चे के लिए आनन्ददायक तथा उल्लासमय वस्तुएँ हैं, इन सबसे भी बच्चे का परिचय कराना चाहिए ।

परिवार नियोजन और स्वास्थ्य

विभिन्न क्षेत्रों में देश की प्रगति का लाभ आम आदमी को मिले, इसके लिए यह जरूरी है कि विकास की दर और जनसंख्या-वृद्धि में उचित तालमेल रहे। यदि जनसंख्या अनियंत्रित रूप से बेरोकटोक बढ़ती है, तो प्रगति चाहे कितनी भी क्यों न हो, उसका फायदा आम लोगों को नहीं मिल सकता। अतः सभी देशों की सरकारें अपनी योजनाओं में इस महत्त्वपूर्ण पहलू पर अब काफी ध्यान देने लगी हैं। हमारे देश में भी इस दिशा में प्रयास किये जा रहे हैं।

संयुक्त राष्ट्र संघ द्वारा प्रकाशित एक प्रतिवेदन के अनुसार संसार की आबादी साढ़े तीन अरब होने में पाँच हजार वर्ष लगे। परन्तु अब वर्तमान जनसंख्या में दो अरब मनुष्यों की वृद्धि केवल तीस वर्षों में ही हो जायेगी।

सरकारी आँकड़ों के अनुसार मार्च 1978 में भारत की जनसंख्या 63 करोड़ 40 लाख के लगभग थी, जबकि 1947 में यह आबादी तीस करोड़ थी और इस शताब्दी के अंत तक सौ करोड़ हो जाने की आशंका है। आपको यह भी विदित होगा कि अपने देश की जनसंख्या प्रतिदिन 33 हजार के हिसाब से बढ़ रही है। जहाँ 25 हजार व्यक्ति प्रतिदिन मरते हैं वहाँ 58 हजार नये प्राणी देश की आबादी से जुड़ जाते हैं।

दुनिया के सबसे अधिक आबादी वाले देशों में भारत का दूसरा स्थान है। दुनिया की कुल जनसंख्या की पन्द्रह प्रतिशत आबादी भारत में है। जबकि संसार भर की कुल भूमि का सिर्फ ढाई प्रतिशत भाग ही हमारे देश में है। जनसंख्या की इस असीमित वृद्धि से देश की आर्थिक-सामाजिक प्रगति में न केवल बाधा पड़ती है, बल्कि हमारे दैनिक जीवन की जरूरतें भी काफी कठिनाई से पूरी हो पाती हैं। देश के विभिन्न क्षेत्रों—कृषि, इस्पात, कोयला, सीमेंट आदि—में उत्पादन

वृद्धि तथा यातायात, चिकित्सा और अन्य सेवाओं में सराहनीय वृद्धि के बावजूद निरन्तर बढ़ती आबादी के कारण हमारी कठिनाइयाँ दूर नहीं हो पायी हैं।

यह एक बड़ी विडम्बना है कि सुविधाएँ तो हम विकसित देशों जैसी चाहते हैं और जनसंख्या एक साल में आस्ट्रेलिया जैसे महाद्वीप की आबादी के बराबर अपने देश में जोड़ देते हैं। जहाँ एक ओर धन-धान्य से परिपूर्ण देशों के निवासी भी अपना परिवार सीमित कर रहे हैं, वहाँ हम साधन-सम्पन्न न होते हुए भी, इस दिशा में कदम नहीं उठा रहे हैं।

यह हमने अभी तक नहीं सोचा कि जो माता-पिता अपने बच्चों की भोजन, वस्त्र और शिक्षा की जरूरत पूरी नहीं कर पाते और न ही उचित मार्गदर्शन दे पाते हैं, वह उन बच्चों के रूप में देश को किस तरह का नागरिक दे रहे हैं? क्या ये बच्चे, जो कल के नागरिक होंगे, सबल और स्वस्थ राष्ट्र का निर्माण कर सकेंगे?

एक भ्रमित धारणा कृषि पर निर्भर परिवारों में घर कर गयी है कि जितना बड़ा परिवार होगा, उतना ही अधिक समृद्ध होगा। हमें इस धारणा को त्यागना होगा। क्योंकि प्राकृतिक नियम के अनुसार भूमि की उपज देने की सामर्थ्य की एक सीमा है, जिस पर पहुँचने के बाद चाहे कितने ही व्यक्ति कार्य करें, कृषि उत्पादन में बढ़ोतरी नहीं हो सकती।

परिवार एक सजीव और महत्त्वपूर्ण इकाई है। सरकार अपना दायित्व निभा रही है, वह प्रयत्नशील है कि जहाँ तक हो सके स्थिति सुधरे। प्रशिक्षण को प्रोत्साहन मिले इसीलिए माताओं की देखभाल के लिए सेवाओं का व्यापक विस्तार किया गया है। गाँवों में प्रसव-सेवाओं में माताओं की देखभाल के लिए भारी संख्या में दाइयों को प्रशिक्षित किया जा रहा है। माताओं को खून की कमी से मुक्त रखने के लिए रक्तवर्द्धक दवाओं का मुफ्त वितरण भी किया जा रहा है।

परिवार कल्याण के कार्यों के सम्बन्ध में जनमानस को जागरूक करने के लिए और उन्हें कार्यान्वित करने के लिए उनसठ स्वास्थ्य और परिवार कल्याण प्रशिक्षण केन्द्र और आधा दर्जन केन्द्रीय प्रशिक्षण संस्थाएँ कार्यकर्ताओं को प्रशिक्षित करने के काम में जुटी हुई हैं।

पहले असाध्य रोगों के कारण बच्चों की मृत्यु की सम्भावना के कारण भी परिवार में चार-पाँच बच्चों का होना आवश्यक समझा

जाता था। किन्तु गत तीन-चार दशकों में चिकित्सा सुविधा इतनी व्यापक हो गयी है कि बच्चों के अनेक असाध्य रोगों का उपचार सरल हो गया है और उनकी मृत्यु-दर में कमी आई है। अतः अब एक परिवार में दो बच्चों से अधिक की धारणा को मन से निकाल देना समीचीन होगा।

एक शोध से यह निर्धारित हुआ है कि बार-बार गर्भ धारण करने वाली स्त्रियों को मधुमेह, गठिया रोग, पैप्टिक अल्सर (आमाशय में छाला) व एनीमिया अर्थात खून की कमी आदि रोगों से ग्रस्त होने की सम्भावना कम बच्चे वाली माताओं की अपेक्षा कहीं अधिक होती है। इसलिए गुर्दे, हृदय व मानसिक बीमारियाँ बार-बार गर्भ धारण करने वाली महिलाओं में या तो अधिक भयंकर रूप धारण कर लेती हैं या उभर आती हैं।

सरकारी नीति मातृ-शिशु सेवाओं को अधिक-से-अधिक बढ़ाकर उनका लाभ जन-जन तक पहुँचाना है। माता और बच्चों को रोगमुक्त रखकर उनके पोषण पर विशेष ध्यान दिया जा रहा है। इस दिशा में, ऐसी ही एक नीति के अन्तर्गत नियमित रूप से बच्चों का विधिवत इम्यूनाइजेशन किया जाता है। यानी बच्चों को डिफ्थीरिया, पोलियो, टेटनस, भूपिंग कफ, क्षय व चेचक जैसे भयानक रोगों से बचाने के लिए टीके दिये जा रहे हैं।

इन बीमारियों के कारण गाँवों में 85 प्रति हजार और शहरों में 150 प्रति हजार के हिसाब से बच्चे मौत के मुँह में चले जाते हैं। आपने अभी तक यदि इस योजना का लाभ नहीं उठाया है, तो पास के किसी सरकारी अस्पताल में जाकर टीका लगवायें।

परिवार कल्याण का एक महत्त्वपूर्ण अंग है—परिवार नियोजन। आधुनिक युग में परिवार के लिए तथा विश्वव्यापी आबादी की समस्या को कम करने के लिए कई स्थायी और अस्थायी तरीके निकाले गये हैं। वैज्ञानिक अनुसंधानों के फलस्वरूप परिवार नियोजन के लिए कई प्रकार की दवाओं एवं गोलियों का आविष्कार हुआ है, जिनके कारगर असर भी हुए हैं। दूसरी प्रकार के तरीकों में डायफ्रोम, फोम और निरोध द्वारा भी परिवार नियोजन किया जा सकता है। इसी प्रकार स्त्रियों व पुरुषों के आपरेशन द्वारा भी परिवार को सीमित रखा जा सकता है। आप स्थायी या अस्थायी दोनों में से अपनी

आवश्यकतानुसार किसी भी तरीके को अपना सकते हैं। जो भी साधन आप अपनायें उसका सही तरीका और उपयोग सम्बन्धी ज्ञान अर्जित कर लें। कुछ नये तरीकों की खोज का काम अभी भी जारी है। उनमें से मुख्य हैं—वैक्सीन का निर्माण व ऐसे इंजेक्शन, जो शुक्राणुओं की प्रजनन-क्षमता को कम कर दें। मेलपिल व अन्य विधाओं का भी शीघ्र आविष्कार होने की सम्भावना है। पुरुषों के लिए भी खाने की गोलियाँ और अन्य तरीकों का निकट भविष्य में विकास किये जाने की सम्भावना है।

नसबन्दी सम्बन्धी भ्रामक धारणाओं को त्याग दिया जाना चाहिए। इससे व्यक्ति को किसी तरह का शारीरिक या मानसिक नुकसान नहीं होता। अतः हरेक वैज्ञानिक, शिक्षक, बुद्धिजीवी और भारत के प्रत्येक नागरिक का कर्त्तव्य है कि वह जनसाधारण को परिवार सीमित रखने की प्रेरणा दे। तभी हम सुखी पारिवारिक जीवन की अपेक्षा कर सकते हैं और स्वस्थ व सम्पन्न राष्ट्र का निर्माण कर सकते हैं।

वृद्ध जनों की समस्याएँ

सरकार और समाज का दायित्व

60 वर्ष की उम्र को बुढ़ापे में प्रवेश की आयु माना गया है। आँकड़ों के अनुसार 1970 में इस आयु को पार करने वाले व्यक्तियों की संख्या विश्व में लगभग 31 करोड़ थी और सन् 2000 तक यह संख्या बढ़कर 58 करोड़ तक पहुँच जाने की सम्भावना है। इसका अर्थ यह हुआ कि इस अवधि में वृद्धों की संख्या में 29 प्रतिशत की भारी वृद्धि होगी; जबकि कम उम्र के लोगों की संख्या में यह वृद्धि 73 प्रतिशत ही होगी। चिकित्सा विज्ञान की प्रगति व स्वास्थ्य सेवाओं के विस्तार के फलस्वरूप मनुष्य की औसत आयु बढ़ी है। हमारे यहाँ तो यह पुरातन मान्यता थी कि व्यक्ति 100 साल तक सक्रियता के साथ जिये और रूस में किये गये सर्वेक्षणों से यह बात उभरकर सामने आई है कि इंसान 90 से 100 साल तक सक्रिय रूप से जीवित रह सकता है।

बुढ़ापे का आना रोका नहीं जा सकता परन्तु वृद्ध व्यक्तियों को सामान्य जीवन बिताने के लायक अवश्य बनाया जा सकता है। जब औसत आयु बढ़ाने में सफलता प्राप्त की जा सकी है, तो हमारा यह दायित्व है कि अधिक उम्र के लोगों का बाकी जीवन भी सुखी, स्वस्थ और उद्देश्यपूर्ण बनाने के लिए हम समुचित प्रयास करें।

वृद्धावस्था की मुख्य समस्याएँ

अध्ययनों से पता चलता है कि वृद्धों की उतनी डाक्टरी समस्याएँ नहीं हैं जितनी सामाजिक, आर्थिक और मनोवैज्ञानिक हैं। हालाँकि अक्सर इनकी समस्याओं को डॉक्टरी समस्या के रूप में ही समझा और माना जाता है।

शारीरिक समस्याओं में मुख्य हैं—मस्तिष्क की तीक्ष्णता में कमी, चलने-फिरने व काम-काज में शिथिलता इत्यादि। लेकिन सहन-शक्ति क्षीण नहीं होती। पुरुषों में हृदय रोग, पक्षाघात, फेफड़े, जिगर, प्रॉस्टेट से सम्बन्धित अवयवों की बीमारियाँ, किसी भी भाग के कैंसर तथा आँख में मोतियाबिन्दु होने की अधिक सम्भावना होती है। जबकि वृद्ध महिलाओं में जोड़ों, गुर्दे एवं हड्डी की बीमारियों की शिकायत अधिक होती है। एक विशेष स्थिति यह भी हो जाती है कि वृद्धों में संक्रमण का मुकाबला करने की शक्ति बहुत कम हो जाती है—अर्थात बीमारियों के लक्षण प्रखर रूप से उभर नहीं पाते हैं। अतः बीमारी के परिणाम नुकसानदायक सिद्ध हो सकते हैं। यद्यपि इन बीमारियों का इलाज सुलभ है, किन्तु वृद्धावस्था के कारण इनका असर धीरे-धीरे होता है। अगर वृद्धों को रक्त-नालियों के ही रोग से बचा लिया जाय तो उनकी उम्र में 7 वर्ष की वृद्धि हो सकती है।

बुढ़ापे की सबसे बड़ी सामाजिक समस्या यह है कि समाज उन्हें एक बोझ मानने लगता है। अतः परिवार और समाज में उनकी अवहेलना होने लगती है। फलतः वृद्ध व्यक्ति अपने आपको अकेला पाते हैं, जिससे उनका जीवन दूभर और बोझिल हो जाता है एवं उनमें एक हीन भावना घर करने लगती है।

यह समस्या विशेषकर विकसित देशों में है, जहाँ पारिवारिक सम्बन्ध टूटते जा रहे हैं। दुर्भाग्य से अब हमारे देश में भी इस तरह की स्थिति हमारे सामाजिक ढाँचे में घर करती जा रही है। स्वीडन के एक अध्ययन के अनुसार 65-75 की आयु वर्ग वाले वृद्ध लोग अकेलापन महसूस करते हैं एवं 80 वर्ष की उम्र में इस तरह के लोगों की संख्या बढ़कर 50-60 प्रतिशत तक हो जाती है।

वृद्धावस्था का आर्थिक पहलू और अधिक परेशान करने वाला होता है। जीवन भर कमाने-खाने के बाद बुढ़ापे में एकाएक आर्थिक साधन जब कम या समाप्त हो जाते हैं, तो स्वाभाविक है वृद्धों के मानस पर इसका बुरा असर पड़ता है। अधिकांश देशों में नौकरी में एक निश्चित उम्र के बाद अवकाश-ग्रहण जरूरी है, जिसके कारण वृद्धजनों को एकाएक आर्थिक कठिनाइयाँ घेरना शुरू कर देती हैं। इस तरह, एक ओर तो सामाजिक व दूसरी ओर आर्थिक सुरक्षा जाती रहती है

और इस पर यदि वे शारीरिक समस्या से भी पीड़ित हुए तो इन सबका एक गम्भीर मनोवैज्ञानिक प्रभाव होता है कि वृद्धावस्था की अवधि नीरस और निष्क्रिय होती है तथा जीवन के शेष दिन काटना बोझिल हो जाता है।

यहाँ प्रश्न यह उठता है कि वृद्धजनों को खुशहाल कैसे बनाया जाए ? इसके लिए जरूरी है कि—

1. वृद्धजनों को समाज का अभिन्न अंग माना जाना चाहिए तथा किसी भी तरह उनकी सामाजिक अवहेलना नहीं होनी चाहिए। उनके अनुभव की उपयोगिता को बुढ़ापे के कारण नजरअन्दाज नहीं किया जाना चाहिए। समाज के हित में उसका उपयोग किया जाना चाहिए।
2. उनकी आर्थिक सुरक्षा का दायित्व समाज व सरकार दोनों पर है। कई देश तो इसे अनिवार्य रूप से निभाते हैं और वहाँ वृद्धों को वृद्धावस्था पेंशन आदि दी जाती है। वृद्धों के लिए उनकी क्षमता व शारीरिक स्थिति के अनुसार काम-काज की व्यवस्था की जा सकती है।
3. वृद्धजनों के लिए स्वास्थ्य सेवा की चुस्त व्यवस्था होनी चाहिए। उनके स्वास्थ्य का निरन्तर निरीक्षण तथा किसी रोग से पीड़ित होने पर तत्काल उपचार किया जाए; क्योंकि ठीक समय पर उपचार की सुविधा उपलब्ध न होने पर उनकी जान को खतरा हो सकता है।
4. वृद्धजनों के लिए इस तरह के पुनर्वास केन्द्रों का निर्माण होना चाहिए, जहाँ मनोरंजन के साधनों के अलावा विचारों का आदान-प्रदान हो सके और व्यायाम आदि की भी सुविधा हो। ऐसा प्रयोग जापान की राजधानी टोकियो में किया गया है।

अतः सामाजिक संस्थाओं को चाहिए कि उत्तरदायित्व को निभाने के लिए वृद्धों की सामाजिक, आर्थिक व शारीरिक समस्याओं के समाधान के लिए अविलम्ब काम करना शुरू करें।

अत्यधिक मदिरा सेवन का स्वास्थ्य पर दुष्प्रभाव

मदिरा सेवन के बारे में संसार के भिन्न-भिन्न देशों में और एक ही देश के भिन्न-भिन्न सामाजिक वर्गों में अलग-अलग तरह की मान्यताएँ रही हैं। किसी समाज में मदिरा का प्रयोग धर्म द्वारा वर्जित है, किसी समाज में धर्म द्वारा अनुमोदित है। ठंडे जलवायु वाले देशों में मदिरा का प्रयोग एक तरह से आम बात है और ठण्ड को झेलने के लिए कुछ हद तक इसका प्रयोग आवश्यक भी माना जाता है।

चाहे ठण्डी जलवायु हो या गर्म, धर्म तथा समाज की मान्यताएँ मदिरा सेवन के अनुकूल हों या प्रतिकूल, अत्यधिक मदिरा-सेवन व्यक्ति के स्वास्थ्य के लिए भयंकर रूप से हानिकर है, यह निर्विवाद सत्य है। जिगर, हृदय, मस्तिष्क, स्नायुमंडल, अग्न्याशय अर्थात पेंक्रियाज, पुरःस्थ अर्थात प्रोस्टेट तथा रुधिर—इन सब पर अत्यधिक मदिरा सेवन का सीधा प्रभाव पड़ता है। मदिरा-पान के पाँच मिनट के अन्दर-अन्दर रुधिर के साथ इसका मिश्रण होना शुरू हो जाता है। दो घण्टे के अन्दर मिश्रण चरम सीमा पर पहुँच जाता है। यदि आदमी भूखा है, तो रुधिर में इसके मिश्रण का असर अधिक देर तक बना रहेगा।

पाचन-क्रिया पर अत्यधिक मदिरा सेवन का असर यह होता है कि व्यक्ति का उठते-उठते जी मिचलाता है, उल्टी हो सकती है, खट्टी डकारें आती हैं, पेट फूल सकता है। ये सभी लक्षण उस प्रकार के हो सकते हैं जो पैप्टिक अल्सर अर्थात आमाशय में छाले वाले रोगियों को होते हैं, जैसे—खाना खाने के पहले या बाद में दर्द होना, खून की उल्टी होना इत्यादि-इत्यादि।

शरीर के अन्यतम महत्त्वपूर्ण अवयव जिगर पर अत्यधिक मदिरा सेवन का दुष्प्रभाव अनेक रूप में होता है। एक असर यह है कि जिगर पर चर्बी का जमाव होने लगता है जिससे जिगर की कार्यशक्ति क्षीण

हो जाती है। फलस्वरूप पाचन में कमजोरी आती है, जिगर में स्वयं सूजन आ जाती है जिसे हिपेटाइटिस कहा जाता है और अन्त में जलोदर नामक असाध्य बीमारी हो जाती है। पेट में पानी भर जाता है और फिर पीलिया हो जाता है। लगातार मदिरा सेवन करने वाले व्यक्ति के अन्याशय अर्थात पेंक्रियाज की कार्य-क्षमता धीरे-धीरे कम हो जाती है। पेंक्रियाज का काम होता है वे तत्त्व पैदा करना जिनसे पाचन-क्रिया में सहायता मिलती है। क्षतिग्रस्त पेंक्रियाज उन तत्त्वों को पर्याप्त मात्रा में पैदा नहीं कर पाता। परिणामस्वरूप पाचन-क्रिया में कमजोरी आ जाती है। यदि मदिरा सेवन बन्द नहीं हुआ तो कालान्तर में पेंक्रियाज इतने क्षत-विक्षत हो जाते हैं कि पाचन-पोषक तत्त्व बिल्कुल ही पैदा नहीं कर सकते।

हृदय की मांसपेशी पर लगातार अत्यधिक मदिरा सेवन का असर यह पड़ता है कि पहले तो वे मांसपेशियाँ कमजोर हो जाती हैं फिर उनका आकार बढ़ना शुरू हो जाता है। हृदय की मांसपेशियों की एक भयंकर रुग्णावस्था है जिसे 'कार्डियोमायोपैथी' कहते हैं। इस बीमारी से आक्रान्त व्यक्ति का बदन सूज जाता है। बैठने से भी साँस फूलती है और वह चल-फिर भी नहीं सकता, कुछ काम करना तो दूर रहा, व्यक्ति जीवित रहते हुए भी मृतप्राय-सा हो जाता है। और अगर एक बार यह बीमारी हो गई तो फिर मदिरा सेवन छोड़ने के बावजूद भी व्यक्ति स्वस्थ नहीं हो पाता।

पुरःस्थ अर्थात प्रोस्टेट ग्रंथि पर अत्यधिक मदिरा सेवन का यह प्रभाव पड़ता है कि उसमें सूजन आ जाती है जिससे पेशाब रुक-रुककर आता है। आगे जाकर यह ग्रंथि बड़ी होकर पेशाब के बहाव को बिल्कुल रोक देती है, तब तत्काल ऑपरेशन करने की आवश्यकता पड़ सकती है।

स्वस्थ शरीर के रुधिर में श्वेत और लाल कणों की संख्या में एक सन्तुलन रहता है। लगातार अत्यधिक मदिरा सेवन से रक्तकण का यह सन्तुलन बिगड़ जाता है और उनकी संख्या में कमी हो जाती है। इससे एनीमिया अर्थात खून की कमी नामक भयंकर बीमारी उत्पन्न हो जाती है। लगातार अत्यधिक मदिरा सेवन करने वाले व्यक्ति का न मस्तिष्क ठीक से काम करता है और न स्नायु-मंडल ही। व्यक्ति

आस-पास की सुधबुध खो बैठता है। क्या कह रहा है या क्या कर रहा है—इस पर उसका नियंत्रण नहीं रहता। ऐसी हालत में वह कोई काम ठीक ढंग से करने की अवस्था में तो रहता ही नहीं है, धीरे-धीरे बिना सोचे-समझे अपराध भी कर सकता है। वह चलते-चलते कहीं नाली में गिरकर बेहोशी की अवस्था में पड़ा रह सकता है। पीने की आदत ने और जोर पकड़ा तो नाड़ी संस्थान अर्थात तंत्रिका-तंत्र कमजोर पड़ जाता है। शरीर के जिस भाग की तंत्रिका कमजोर हो गई, वह भाग फालिजग्रस्त हो जाता है। फालिज होने के पहले भी स्नायुओं की कमजोरी से शरीर के किसी-न-किसी हिस्से में कम्पन शुरू हो जाती है। ऐसे व्यक्ति हाथ में कलम तक नहीं पकड़ सकते।

अधिक पीने की लत के कई और मूल्य चुकाने पड़ते हैं। आँखों की रोशनी कम हो सकती है या बिल्कुल चली जा सकती है। पेलेग्रा नामक रोग हो सकता है जिसके लक्षण पागलपन, दस्त होना तथा चमड़ी पर रंगीन चकत्तों का निकलना आदि शामिल हैं। इस लत से बेरी-बेरी नामक रोग भी होता है। उसका लक्षण है हृदय के दायें भाग की कार्य-शक्ति का ह्रास और शरीर में सूजन, पेट में पानी का भर जाना।

कई लोगों में यह धारण पायी जाती है कि यदि व्यक्ति पौष्टिक आहार का सेवन करे तो अत्यधिक मदिरा-पान करते हुए भी वह स्वस्थ रह सकता है। यह गलत धारणा है। इस आदत का शिकार व्यक्ति इसके दुष्परिणामों से बच नहीं सकता। कुछ लोगों का यह ख्याल है कि मदिरा-पान स्वयं में हानिकारक नहीं है बल्कि उसमें मिलावट वाली चीजें हानिकारक हैं। ऊपर जितने दुष्परिणाम बताये गए हैं, वे सब-के-सब शुद्ध-विशुद्ध मदिरा के अत्यधिक सेवन के परिणाम हैं। यदि कोई अन्य हानिकारक तत्त्व मिलावट के रूप में मदिरा के साथ शरीर में गया, तो वह निश्चय ही अपना रंग दिखाएगा।

व्यक्ति एवं समाज के कल्याण की इच्छा रखने वाले सभी लोगों का यह दायित्व है कि ऐसी भयंकर हानि पहुँचाने वाले पेय का प्रयोग कम कराएँ तथा अंततः बन्द ही करा दें। इसके लिए उन कारणों को जानना होगा जिनके चलते आदमी अधिक मदिरा-पान करने लगता है। ध्येय की पूर्ति में निराशा, प्रेम में विफलता आदि भी इसके कारण होते हैं। यह धारणा कि शराब पीना सामाजिक प्रतिष्ठा का सूचक है,

और यह भावना कि कड़ी मेहनत करने वाले व्यक्ति को शराब राहत पहुँचाती है और मानसिक तनाव कम करती है—इस प्रकार की कई बातें आदमी को इस रास्ते पर चलने को प्रेरित करती हैं। इनसे व्यक्ति को बचाने के लिए यह आवश्यक है कि समाज में कोई ऐसी संस्था या मंच हो जिससे इन भ्रामक धारणाओं का खण्डन हो सके। दूसरे, स्कूलों में ही मदिरा के दुष्परिशामों की जानकारी देने का प्रबन्ध होना चाहिए। इससे बच्चे शुरू से ही मदिरा से विमुख हो सकते हैं।

यह सही है कि जो लोग अत्यधिक शराब के आदी हो गये हैं, उन्हें एकाएक शराब छोड़ देने में कठिनाई होती है। वैसे शराबी लोगों के लिए कुछ खास दवाएँ ईजाद हो चुकी हैं जिनको मदिरा के साथ मिलाकर दिया जाता है। उन दवाओं का एक असर यह होता है कि मदिरा की मादक शक्ति कम हो जाती है और इस प्रकार मदिरा का आकर्षण घट जाता है। दूसरे, इन दवाओं के कारण काफी मात्रा में उल्टियाँ होती हैं या शरीर में अजीब-सी बेचैनी या घबड़ाहट होती है, जिससे व्यक्ति फिर मदिरा पीने से कतराने लगात है।

हकलाहट और तुतलाना

तुतलाने के प्रमुख कारण हैं—मनोवैज्ञानिक अस्वस्थता, मस्तिष्क सम्बन्धी विकृति एवं मस्तिष्क की बीमारियाँ। यह निर्विवाद रूप से सिद्ध हो चुका है कि तुतलाने वाले माँ-बाप के बच्चों में, न तुतलाने वाले माता-पिता के बच्चों की अपेक्षा तुतलाने की संभावना चार गुणा अधिक होती है। तुतलाने की बीमारी लड़कियों की अपेक्षा लड़कों में चार गुणा अधिक होती है। यह भी सिद्ध हो चुका है कि बायें हाथ से लिखने या कार्य करने वाले व्यक्तियों में तुतलाने की समस्या बहुतायत से पाई जाती है। 50 प्रतिशत व्यक्तियों में तुतलाने का दोष दो या तीन साल की उम्र में व बाकी 50 प्रतिशत में 6 और 8 साल की उम्र में शुरू होता है। इन व्यक्तियों में बायें हाथ से कार्य करने की प्रवृत्ति होती है। यदि माता-पिता ने बच्चे पर दायें हाथ को प्रयोग में लाने के लिए दबाव डाला, तो बच्चे के दिमाग में एक संघर्ष पैदा हो जाता है और यह संघर्ष तुतलाने के रूप में प्रकट होता है। लेकिन यह भी नहीं माना जा सकता कि तुतलाना सिर्फ मनोवैज्ञानिक कारणों का परिणाम है; क्योंकि यह उन व्यक्तियों में भी देखा गया है, जिनका दिमाग विकसित नहीं होता और जो दिमागी बीमारी अर्थात 'ऐनकिफैलाइटिस', रसौली या रक्त-संचार की शिराओं की बीमारी से पीड़ित होते हैं; क्योंकि इससे उनकी मांसपेशियों का तनाव बढ़ जाता है और तुतलाहट पैदा हो जाती है।

तुतलाने के कारण एक सामाजिक भय और शर्म से हीन भावना का विकास होता है और यह हीन भावना इस दोष को घटाने की बजाय बढ़ाती ही जाती है। अब सोचना यह है कि हम इसको कैसे रोक सकते हैं, कैसे इसका इलाज कर सकते हैं।

पहली बात तो यह है कि जिन कारणों से तुतलाना होता है उनका

इलाज किया जाए। जैसे—रसौली या 'ऐनकिफैलाइटिस' का इलाज जरूरी है। फिर उम्र बढ़ने के साथ-साथ यह दोष भी कम हो जाता है अतः यह विशेष चिन्ता का विषय नहीं है। इस प्रकार हम देखते हैं कि जरूरत से ज्यादा बच्चे को परेशान भी नहीं करना चाहिए।

दूसरी बात यह है कि यदि प्रकृति के परिणामस्वरूप बच्चे ने बायाँ हाथ ही प्रमुख मान लिया है, तो इसमें परिवर्तन करने के लिए बच्चे पर अधिक जोर नहीं देना चाहिए; क्योंकि ऐसा करने से बच्चा मानसिक संघर्ष का शिकार हो जाता है। परिणामस्वरूप तुतलाहट आरम्भ हो जाती है।

बच्चे का लालन-पालन इस तरह से होना चाहिए कि मानसिक संघर्ष से वह दूर रहे। साथ ही जिन व्यक्तियों को तुतलाने की आदत है, उन्हें हीन भावना से बचाना चाहिए। बच्चे के व्यक्तित्व को समाज या परिवार में महत्त्व दिया जाना चाहिए तथा उसे विश्वास दिलाया जाना चाहिए कि वह जो कुछ भी बोलता है, महत्त्वपूर्ण है। यदि इसके बाद भी तुतलाना जारी है और बढ़ता ही जाता है तो अस्पतालों में विशेषज्ञों से निदान और इलाज सम्बन्धी परामर्श करना चाहिए; क्योंकि हाल ही में व्यवहार सम्बन्धी विज्ञान के नये-नये तरीके इस दोष के निवारण के लिए सामने आए हैं।

एलर्जी—अनेक कारण

बीमारियों के कारणों और उपचार के सम्बन्ध में विश्वव्यापी शोध निरन्तर जारी है। यह भी ज्ञात है कि कुछ बीमारियाँ, जैसे—क्षय और निमोनिया आदि जो कीटाणुओं के कारण होती हैं—इनमें से कई पर नियन्त्रण भी पा लिया गया है। पर इस शताब्दी के प्रारम्भ में एक और निराले कारण से होने वाली बीमारी सामने आयी है, और वह है 'एलर्जी'। जैसे—मान लें कि कोई व्यक्ति सामान्यतः स्वस्थ है पर जब वह फल-फूल देखता या सूँघता है तो बीमारी का शिकार हो जाता है। आपने यह भी सुना होगा कि अमुक व्यक्ति पेनिसिलिन या हैजे का टीका लेने के बाद फौरन मर गया या गंभीर अवस्था में पहुँच गया। स्थिति यह है कि पेनिसिलिन या हैजे का टीका बीमारियों की रोक-थाम के लिए आजमाई हुई औषधि है फिर भी कुछ व्यक्तियों पर इसका उल्टा असर होता है। वैसी हालत में कहा जाता है कि अमुक व्यक्ति को पेनिसिलिन से एलर्जी है। इस प्रकार यह भी पाया गया है कि अच्छे स्वास्थ्य वाले व्यक्ति किसी खास कपड़े, विशेष चीज या विशेष दवाओं के उपयोग से बीमार हो जाते हैं। इस तरह से उत्पन्न होने वाली बीमारियों को 'एलर्जी' की संज्ञा दी गयी है।

देश के कुछ स्थानों में किये गये सर्वेक्षण के बाद शोधकर्ता इस निष्कर्ष पर पहुँचे हैं कि भारत की जनसंख्या के 10 प्रतिशत व्यक्ति किसी-न-किसी एलर्जी से पीड़ित हैं।

बीमारियों के कारण के रूप में एलर्जी को इस शताब्दी के प्रारम्भ से मान्यता मिली है। सही बात यह है कि इस क्षेत्र में अभी भी बहुत अनुसंधान की आवश्यकता है पर जितनी बातें मालूम हैं उनमें निम्न प्रमुख हैं—

माँ-बाप खासकर माँ को कोई एलर्जी है तो बच्चे के भी इस बीमारी

से आक्रान्त होने की संभावना अधिक हो जाती है। यह खतरा कुछ बच्चों को हो सकता है, कुछ को बिल्कुल नहीं। फिर यह भी प्रमाणित तथ्य है कि माँ-बाप को एलर्जी वर्ग की एक बीमारी, उदाहरणार्थ सतत नाक का बहना है, जिसे 'राइनाइटिस' कहते हैं, तो बच्चों को यह एलर्जी तो हुई, पर उसका रूप कुछ और हो गया। जैसे दमा हो गया अथवा चर्मरोग हो गया।

वे तत्त्व जो शरीर में प्रवेश करते हैं उनमें मुख्य हैं: सड़क पर या मकान के अन्दर उड़ रहे धूलकण, फैक्टरियों का धुआँ, रंग-रोगन के पदार्थ, कपड़ा-मिलों से उड़ने वाले रूई के बारीक कण, फूलों का पराग आदि। क्योंकि फैक्टरियो के कारण वातावरण का दूषित होना एक प्रमुख कारण है अतः यह स्वभाविक है कि औद्योगिक नगरों से या किसी नगर के अधिक औद्योगिकृत भागों में एलर्जी की अधिकता पायी जाये। उदाहरण के तौर पर, बम्बई में चैम्बूर नामक क्षेत्र में एलर्जी से आक्रान्त व्यक्तियों की संख्या बम्बई के ही अन्य क्षेत्रों से 18 प्रतिशत अधिक पायी गयी। एलर्जी की बहुतायत का सीधा सम्बन्ध बढ़ते हुए औद्योगिकीकरण एवं आधुनिक सभ्यता से है।

वे व्यक्ति भी एलर्जी का शिकार हो सकते हैं जो त्वचा के सीधे सम्पर्क में आते हैं। यह सम्पर्क पालतू जानवरों या पक्षियों (कुत्ते, तोता, बिल्ली, घोड़ा, गाय आदि) के शरीर के रोयें, फर के कपड़े, कृत्रिम आभूषण, श्रृंगार-प्रसाधन जैसे—खिजाब, लेप की जाने वाली दवाइयों तथा साबुन आदि के प्रयोग के रूप में हो सकता है।

कुछ लोगों को दाल, चावल, गेहूँ, मछली, मांस से भी एलर्जी होती है। यहाँ तक कि दूध, खासकर गाय के दूध जैसी साधारण खान-पान की चीज से भी एलर्जी होती है। अंडा बहुत-से व्यक्तियों के लिए एलर्जी का कारण है। इसी प्रकार कुछ दवाइयाँ, रासायनिक द्रव्य, मिर्च-मसाले एलर्जी के कारणों में मुख्य भूमिका अदा करते हैं।

वैक्सीन के इन्जेक्शन, मधुमक्खी-बिच्छुओं के डंक, चींटी का काटना यहाँ तक कि धड़ल्ले के साथ काम में लाया जाने वाला विटामिन 'बी' काम्पलेक्स, पेनिसिलिन, लिवर ऐक्सट्रेक्ट नामक दवाएँ कभी-कभी जानलेवा एलर्जी का कारण बन सकती हैं।

अनुभव से यह पाया गया है कि खाद्य पदार्थ-जनित एलर्जी बच्चों

में अधिक और वयस्कों में अपेक्षाकृत कम होती है। कुछ व्यक्ति बदन में खराश, जलन या सूजन आदि से छूट जाते हैं पर कुछ व्यक्तियों पर इसका घातक प्रभाव भी होता है और वे मौत के शिकार हो जाते हैं।

एलर्जी-जनित बीमारियों में विशेष उल्लेखनीय हैं: दमा, पित्ती, सतत नाक का बहना, आँतों में छाले, आँखों के रोयें तथा मुँह पर सूजन···यह सूची बहुत लम्बी है। देखा यह गया है कि एलर्जी-कारक तत्त्वों का असर कुछ व्यक्तियों में फौरन होता है, कुछ पर कई घण्टों बाद और कुछ पर कई दिनों बाद होता है।

व्यक्तिगत अनुभव से यह अन्दाज हो जाता है कि व्यक्ति को किस खास चीज से एलर्जी है। उसका सेवन छोड़ देना चाहिए। इसी प्रकार पालतू जानवरों या पक्षियों से प्यार-दुलार दर्शाने में सतर्कता बरतनी चाहिए।

यह गलत धारणा है कि यदि बच्चा एलर्जी का शिकार है तो कोई चिन्ता की बात नहीं है, सयाना होने पर वह अपने आप ठीक हो जायेगा।

एलर्जी का उपचार इस सिद्धान्त पर आधारित है कि यह तभी होती है जब शरीर में विजातीय और प्रतिरोधी तत्त्व (एण्टीबाडीज) दोनों ही हों और दोनों में संघर्ष हो। विजातीय तत्त्वों को शरीर में प्रवेश से रोका नहीं जा सकता। यह भी स्वाभाविक है कि शरीर अपने अन्दर विजातीय तत्त्वों की उपस्थिति के कारण प्रतिरोधी तत्त्व पैदा करता है, पर मान लें कि कोई ऐसी प्रणाली ईजाद की जाये कि प्रतिरोधी तत्त्वों की उत्पत्ति को रोक दिया जाये, तब फिर एलर्जी नहीं होगी। इसे 'एण्टीबाडी ब्लाकेड' पद्धति की संज्ञा दी गई है। यह प्रणाली ईजाद हो चुकी है और काफी व्यापक रूप में इलाज के लिए प्रयोग में लायी जा रही है। अतः एलर्जी-पीड़ित व्यक्ति इस प्रणाली द्वारा स्वास्थ्य लाभ कर सकते हैं।

मोटापा : कारण और रोकथाम

शरीर को कार्य करने के लिए शक्ति की आवश्यकता होती है। यह शक्ति आहार द्वारा प्राप्त की जाती है। प्रकृति ने इस तरह की व्यवस्था की है कि शरीर जरूरत पड़ने पर आहार की माँग करे और भोजन की अनिवार्य व निश्चित मात्रा ही हम खा पायें।

शरीर आहार की माँग भूख द्वारा करता है। आहार के सेबन से भूख खत्म हो जाती है, साथ ही एक तृप्तिभाव की अनुभूति भी होती है। फलस्वरूप ऐसी स्थिति पैदा हो जाती है कि हम और अधिक खाना नहीं खा सकते।

मस्तिष्क का एक भाग जिसे 'हाइपोथेलेमस' कहते हैं इन क्रियाओं को सुचारु रूप से सम्पादित करता है। पर मस्तिष्क का यह नियंत्रण बहुत कड़ा नहीं होता और कई कारणों से प्रभावित होकर ढीला या कम हो जाता है। नतीजा यह होता है कि हम अनियंत्रित मात्रा में खाना खाने लगते हैं जो शरीर की जरूरत से कहीं ज्यादा होती है। ऐसी स्थिति में शरीर अपने काम-काज के लिए पर्याप्त आहार तो जज्ब कर लेता है पर शेष आहार वसा अर्थात 'फैट' में परिवर्तित होकर शरीर में जमा होने लगता है। परिणामस्वरूप शरीर का वजन बढ़ने लगता है। जब यह वजन बढ़कर सामान्य वजन का 10 प्रतिशत हो जाता है तो व्यक्ति वजनी अर्थात 'ओवर वेट' हो जाता है और 20 प्रतिशत से अधिक बढ़ने पर मोटा अर्थात 'ओवीज' हो जाता है।

बीमा कम्पनियों द्वारा ऊँचाई के अनुपात में वजन की सारणियों से व्यक्ति के सामान्य वजन का पता किया जा सकता है। वैसे मोटापा नापने के कई वैज्ञानिक तरीके और भी हैं। साधारण तौर पर 5 फुट की ऊँचाई वाले व्यक्ति का वजन 110 पौण्ड व महिला का 100 पौण्ड के लगभग होना चाहिए। 5 फुट के ऊपर प्रत्येक इंच की ऊँचाई

के लिए 5 पौंड और जोड़ देने से सामान्य वजन का अन्दाज हो सकता है।

कारण

मोटापा होने के कई कारण हैं। इनमें से कुछ हमारे वश में हैं और कुछ नहीं।

1. **वंशानुगत :** यदि माता-पिता दोनों मोटे हों तो उनके 80 प्रतिशत बच्चों के मोटे होने की सम्भावना होती है और यदि दोनों में एक मोटा हो तो उनके 40 प्रतिशत बच्चे मोटापे के शिकार हो सकते हैं।

2. **खाने-पीने की आदतें व रीति-रिवाज :** शरीर की जरूरत से ज्यादा मात्रा में खाने से व्यक्ति मोटा होता है, फिर हमारे यहाँ भोजन संबंधी कुछ विभिन्न सामाजिक मान्यताएँ हैं, जो आहार के सम्बन्ध में हमारा सारा दृष्टिकोण ही बदल देती हैं और हम सोचने लगते हैं कि खाना खाने के लिए ही हम जिन्दा हैं। कुछ परिवारों में खाना एक सामाजिक स्तर का प्रतीक भी माना जाता है। इन्हीं परिवारों में बच्चों को अच्छे काम के लिए प्रोत्साहित करने के लिए अच्छे-अच्छे पकवान खिलाने का आश्वासन दिया जाता है और सजा के रूप में इनसे वंचित करने की धमकी दी जाती है। फलस्वरूप बच्चे का विकास इस भावना के साथ होता है कि खाना ही अहम है और वह शेष जीवनभर खाने को जरूरत से ज्यादा महत्त्व देता जाता है।

इसी प्रकार जब व्यक्ति के काम-काज का स्वरूप बदल जाता है जिसमें शरीर को अपेक्षाकृत कम शक्ति चाहिए पर खाने की मात्रा आदत व स्वाद के कारण वही रहती है तो स्वाभाविक है कि इससे मोटापा बढ़ता है।

3. **शारीरिक श्रम की उपेक्षा :** व्यायाम और शारीरिक मेहनत से आजकल लोग बहुत (कतराते हैं)। शहरों में तो सब्जी-भाजी लाने के लिए भी वाहन का प्रयोग करते हैं। यथोचित व्यायाम के अभाव से जरूरत से ज्यादा खाये गये खाद्य पदार्थों का उपयोग नहीं हो पाता और इस तरह वसा के रूप में शरीर का वजन बढ़ जाता है।

4. **मनोवैज्ञानिक कारण :** मनोवैज्ञानिक कारण भी मोटापा उत्पन्न करते हैं। कुछ लोग अपने आपको निराशाओं, जीवन की विफलताओं,

दु:ख, विषाद तथा चिन्ता से उत्पन्न मनोभाओं से मुक्त रखने तथा इनके समाधान पाने की दृष्टि से खाना ज्यादा मात्रा में खाने लगते हैं और एक विशेष संतोष की अनुभूति करते हैं। पर परिणाम इसके विपरीत ही निकलते हैं।

5. **बीमारियाँ :** शरीर में द्रव्य ग्रंथियों से निकलने वाले हारमोन का असन्तुलन भी मोटापे का कारण है।

6. **दवाओं का सेवन :** इसी प्रकार लम्बी अवधि तक कुछ दवाओं का सेवन मोटापा बढ़ा सकता है।

मोटापा कम क्यों करें ?

अन्वेषण के परिणामस्वरूप यह सिद्ध हो चुका है कि मोटापा आयु कम करता है। सामान्य वजन वाले व्यक्ति दीर्घायु होते हैं। अंग्रेजी में एक कहावत भी है—'लौंगर दि बेल्ट, शॉर्टर दि लाइफ' अर्थात जितनी लम्बी पेटी, उतनी ही कम उम्र। यहाँ तक कि यदि वजन सामान्य से 25 किलोग्राम ज्यादा हो जाए तो उम्र भी 25 प्रतिशत के अनुपात में कम हो जाती है।

जहाँ एक ओर मोटापा कुरूपता पैदा कर व्यक्ति को हास्यास्पद बनाता है और सामाजिक अवहेलना के कारण हीन भावना पैदा करता है, वहीं दूसरी ओर मोटापा प्रत्यक्ष या अप्रत्यक्ष रूप से या तो कुछ बीमारियाँ उत्पन्न करता है या उनको भयंकरता बढ़ाने में सहायक होता है। प्रमाणित तथ्य है कि सामान्य से थोड़ा ज्यादा वजनी व्यक्ति भी मोटापे से उत्पन्न खतरों का शिकार होता है।

शल्य-क्रिया से उत्पन्न कठिनाइयाँ मोटे व्यक्तियों में सामान्य वजन वाले व्यक्तियों से कहीं अधिक होती हैं। यह देखा गया है कि मोटापे के कारण उत्पन्न बीमारियाँ 15-20 साल के बाद उभर कर सामने आती हैं। अत: यह आवश्यक है कि बच्चों व वयस्कों में शुरू से ही मोटापे की रोकथाम की जाए अन्यथा ऐसे व्यक्ति जीवन-भर मोटापे के कारण किसी न किसी रोग के शिकार बने रहेंगे।

वयस्कों में मोटापा अत्यधिक हानिकारक है। मोटापे का बीमारियों से सीधा सम्बन्ध पाया गया है। जितना ज्यादा मोटापा, उतना ही अधिक खतरा। यहाँ तक की मोटापे के कारण उत्पन्न हृदय

सम्बन्धी, रक्तचाप मम्बन्धी, मानसिक धमनियों सम्बन्धी बीमारियों से इन व्यक्तियों में मृत्यु की संभावना भी सामान्य वजनी व्यक्तियों से कहीं अधिक होती है।

मोटापे का हृदय रोग से सीधा सम्बन्ध न भी हो, तो भी यह अप्रत्यक्ष रूप से अवश्य ही सम्बन्धित है। मोटे व्यक्तियों में उच्च रक्त-चाप तथा रक्त में 'कोलेस्ट्रोल' व 'ट्राइग्लिसराइड' नामक वसा की मात्रा अधिक होती है, जो हृदय-मांसपेशी को खून ले जाने वाली धम-नियों की बीमारी का कारण बनती है।

मोटापे के कारण उच्च रक्तचाप बढ़ता है। खासकर जिन व्यक्तियों में रक्तचाप से पीड़ित होने की सम्भावना होती है, उनमें मोटापा उच्च रक्तचाप की बीमारी उभारता है। यह भी प्रमाणित तथ्य है कि शरीर के वजन में 90 प्रतिशत वृद्धि रक्तचाप बढ़ाती है। रक्तचाप की बढ़ोतरी वजन की बढ़ोतरी के अनुपात में होती है। यह भी पाया गया है कि मोटापा कम करने से रक्तचाप में भी उसी अनुपात में गिरावट आती है। रक्तचाप से पीड़ित मरीजों में रक्तचाप का नियन्त्रण मोटापा कम करने की अपेक्षा अधिक आसानी से किया जा सकता है।

मोटापे का मधुमेह से भी सीधा सम्बन्ध है। मोटापा मधुमेह की उत्पत्ति में सहायक होता है और मोटे व्यक्तियों में सामान्य वजन वाले व्यक्तियों की अपेक्षा मधुमेह से पीड़ित होने की सम्भावना दुगुनी अधिक होती है। यह तथ्य खासकर उन परिवारों में ज्यादा महत्त्व का है जिनमें मधुमेह की बीमारी वंशानुगत है। यह भी प्रमाणित हो चुका है कि मोटापा कम करने से मधुमेह की स्थिति में आशातीत सुधार होता है।

मोटापा व पित्त की थैली (गाल ब्लैडर) की बीमारियों का भी सीधा सम्बन्ध है। मोटे व्यक्ति पित्त की थैली की बीमारियों से कहीं अधिक पीड़ित होते हैं और यह भी निष्कर्ष निकल चुका है कि मोटापा पित्त की थैली की पथरी की बीमारी का एक महत्त्वपूर्ण कारण है। जितना ज्यादा मोटापा, उतना ही अधिक पित्त की थैली का पथरी रोग।

गठिया रोग भी खासकर 'आस्टियो आर्थराईटिस' मोटापे से

सीधा जुड़ा हुआ है। आदमी जितना अधिक मोटा होगा उतना ही अधिक गठिया रोग होगा। यह भी साफ जाहिर है कि मोटापा कम करने से गठिया रोग की भयंकरता भी कम हो जाती है।

मोटापे से पीड़ित माताओं और बहनों को प्रसव सम्बन्धी कठिनाइयाँ अधिक होती हैं तथा उन्हें मासिक धर्म सम्बन्धी बीमारियाँ — जैसे अधिक रक्तस्राव आदि आ घेरती हैं।

मोटे व्यक्तियों में स्वशन-क्रिया सम्बन्धी बीमारियाँ अधिक होती हैं। थोड़ा सा चलने-फिरने से साँस का फूलना तो मामूली बात है पर साँस लेने सम्बन्धी गंभीर बीमारियाँ भी हो सकती हैं। पुरानी खाँसी की बहुतायत मोटे व्यक्तियों में प्राय: देखी गयी है और फेफड़े के संक्रमण की सम्भावना भी अधिक पायी गयी है। साँस-नली की बीमारी से निवारण की क्रिया भी मोटे व्यक्तियों में काफी धीमी होती है।

'बेरीकोष' (शिराओं की बीमारी) में शिराओं में रक्त इकट्ठा होने की प्रक्रिया या बीमारी भी अपेक्षाकृत मोटे व्यक्तियों में सामान्य वजन वाले व्यक्तियों से दुगुनी ज्यादा होती है।

रोकथाम

शरीर का वजन नियमित रखा जा सकता है और मोटापे से छुटकारा पाया जा सकता है, पर इसके लिए यथोचित मनोबल व दृढ़ संकल्प की आवश्यकता होती है। मोटापे से बचने के लिए कुछ महत्त्वपूर्ण सुभाव प्रस्तुत हैं—

1. शरीर के कुछ विशेष काल में मोटे होने की सम्भावना अधिक होती है जैसे पुरुष 25 से 40 वर्ष की आयु में मोटापे की गिरफ्त में आ सकता है। इसी प्रकार महिलाएँ भी 21 वर्ष की आयु के आसपास प्रथम प्रसव और मासिक धर्म बन्द होने पर मोटापे की जकड़ में आ जाती हैं अत: इन अवस्थाओं से पूर्व आहार सम्बन्धी सावधानौ बरतने की जरूरत है।
2. खाना किस तरह से कब, कितना और कैसे खाया जाय इसका ज्ञान होना चाहिए और चूंकि खान-पान की व्यवस्था गृहणियों के जिम्मे

होती है इसलिए उन्हें इसकी खास तौर से जानकारी होनी चाहिए। सच तो यह है कि जागरूकता बच्चों में शुरू से पैदा की जानी चाहिए तथा खाने को उच्च सामाजिक स्तर का प्रतीक न बनाकर शरीर की जरूरत ही मानना चाहिए अर्थात खाने के लिए जिन्दा न रहकर 'खाना, जिन्दा रहने के लिए है', ऐसा मानना चाहिए। इसी प्रकार माताओं की यह धारण कि मोटे बच्चे ही स्वस्थ होते हैं, भ्रामक है।

3. खाने की मात्रा को सन्तुलित रखें, सन्तुलित आहार अपने काम-काज के अनुसार निर्धारित मात्रा में ही करें, चाहे जब जो कुछ खाने की प्रवृत्ति को छोड़ दें। खाने में कार्बोहाईड्रेट 40 प्रतिशत, चर्बी 80 प्रतिशत, प्रोटीन 20 प्रतिशत के अनुपात में हो, इसके लिए भोजन सारणियाँ उपलब्ध हैं जिनका लाभ उठाना चाहिए।
4. नियमित व्यायाम करें, लेकिन यहाँ एक चेतावनी देना उचित है कि पैदल सैर करना वजन कम करने लिए यथेष्ट व्यायाम नहीं है। इसके लिए कुछ कठिन व्यायाम करने होंगे। क्योंकि 30 मिनिट के पैदल चलने से सिर्फ 500 कैलोरी ही खर्च होती हैं। यह धारणा कि आज 2 मील की सैर कर ली है अतः डटकर खाया जाय, नुकसान कर सकती है।
5. मानसिक तनावों को मोड़ दीजिए, आहार में इन तनावों का समाधान ढूँढने की कोशिश मत कीजिए अन्यथा आप मोटापे के शिकंजे में फँस जायेंगे। उससे फिर मानसिक तनाव बढ़ेंगे और इस तरह यह क्रम चलता रहेगा।
6. डाक्टर की बिना सलाह के अवांछित रूप से दवाओं का प्रयोग न करें।
7. मोटापे को सामान्य स्तर पर लाना अधिक कठिन है और उससे ज्यादा कठिन है उसे इस स्तर पर कायम रखना। इसलिए मोटापा कम करने के उपायों में दृढ़ भावना व संयम की आवश्यकता है।
8. खाने की मात्रा को ही कम करके मोटापा कम किया जा सकता है पर आहार एकदम करके वजन को तेजी से गिराने की कोशिश

नहीं करनी चाहिए; क्योंकि ऐसा करने से प्रोटीन, विटामिन की कमी से कुछ बीमारियाँ हो सकती हैं और रक्तचाप भी सामान्य से कम हो सकता है। इसलिए उचित यह है कि हफ्ते में 1 से 3 पौंड वजन ही गिराया जाय। यों तो विश्व का रिकार्ड है कि 400 पौंड वजन 8 महीने में कम किया जा सकता है। कुछ विशेष स्थितियों व विशेषज्ञों की देख-रेख में ही तेजी से वजन गिराने का प्रयास करना चाहिए।

9. अक्सर देखा गया है कि मोटापा कम करने के लिए दिन में एक समय का भोजन छोड़ दिया जाता है या एक दिन का उपवास कर लिया जाता है। ऐसा नहीं करना चाहिए क्योंकि ऐसा करने से मानसिक तनाव उत्पन्न हो जाते हैं। फलस्वरूप या तो व्रत से एक दिन पहले या व्रत में खाये जा सकने वाले खाद्य पदार्थ इतनी अधिक मात्रा में खा लिए जाते हैं कि व्रत का महत्त्व ही कम हो जाता है। आवश्यकता यह है कि भोजन नियत समय पर, निर्धारित मात्रा व मिश्रण में करें।

10. क्षमता के अनुसार नियमित व्यायाम करें तथा मोटापा कम करने वाली औषधियों का प्रयोग बिना विशेषज्ञ की सलाह के न करें। मोटापे का निदान व विधिवत चिकित्सा आवश्यक है। नियमित रूप अपने वजन का लेखा-जोखा रखें।

मानसिक तनाव और स्वास्थ्य—कुछ प्रश्नोत्तर

प्र०—तनाव स्वास्थ्य पर किस तरह असर करते हैं ?

उ०—यह बात अनुभव व अनुसंधान से निर्विवाद सिद्ध हो चुकी है कि मानसिक और शारीरिक क्रियाओं के ऊपर तनाव का बुरा असर पड़ता है।

अगर तनाव का असर दिमाग तक ही सीमित रहा तो दिमाग की तथा व्यवहार सम्बन्धी बीमारियाँ हो जाती हैं और यदि इसका प्रभाव शरीर के दूसरे अंगों तक पहुँचता है तो उन अंगों की बीमारियाँ पैदा हो जाती हैं। ऐसी तनाव-जनित बीमारियों को 'साइको-सोमिटिक' की संज्ञा की गई है।

जब तनाव पैदा होता है तो दिमाग का 'हाइपोथेलेमस' नाम का भाग उत्तेजित हो जाता है। इस उत्तेजना के कारण 'हाइपो-थेलेमस' से दिमाग के दूसरे भाग, कारटेक्स एवं शरीर के अन्य अवयवों को तीव्र गति से आपात्-सूचना जैसी तरंगें चलना शुरू हो जाती हैं। जहाँ-जहाँ ये तरंगें पहुँचती हैं, वहीं उनके आघात के फलस्वरूप विभिन्न प्रकार के दोष पैदा हो जाते हैं। उन अंगों की कार्य-प्रणाली दूषित होकर बीमारियाँ पैदा हो जाती हैं। परिस्थिति विशेष में संयम न करना ही तनाव का कारण है।

प्र०—क्या तनाव कई प्रकार का होता है ?

उ०—निराशा से तनाव पैदा होता है। हर उम्र के अपने-अपने तनाव हैं। बच्चों के तनाव युवाओं से तथा युवाओं के तनाव वृद्धों से भिन्न होते हैं।

बच्चों के तनाव का कारण प्रायः माँ-बाप होते हैं। माँ से प्यार का नहीं मिलना, सुरक्षा की भावना की कमी, बच्चों के साथ माँ-बाप के व्यवहार में अनुशासन के नाम पर अनावश्यक कठोरता

आदि इसमें शामिल हैं।

युवा पीढ़ी के अपने तनाव हैं—कैरियर सम्बन्धी, आर्थिक, रोजगार सम्बन्धी, रोजगार में असन्तुष्टि, यौन सम्बन्धी, विवाह एवं परिवार सम्बन्धी कुण्ठाएँ।

इसी प्रकार वृद्धावस्था के तनावों में आर्थिक कारण, शारीरिक अशक्तता, नई पीढ़ी से सामंजस्य की कमी, यौन सम्बन्धी, दूसरों पर निर्भरता और परिवार में उनका पहले जैसा प्रभाव न रहना आदि प्रमुख हैं।

प्र०—इन तनावों का स्वास्थ्य के ऊपर क्या असर होता है ?

उ०—यह सत्य है कि अगर यह तनाव बराबर रहते हैं और इनके बाहर निकलने का या इन्हें दूसरा मोड़ देकर इनकी विनाशकारी शक्ति को शिथिल करने का कोई साधन नहीं बन पाता, तो कई प्रकार की बीमारियाँ पैदा हो जाती हैं। जैसे बच्चों में व्यवहार सम्बन्धी बुराइयाँ, अँगूठा चूसना, बिस्तर पर पेशाब करना, अनुशासनहीनता, जिद, पेटदर्द, साँस की बीमारी और सामाजिक बुराइयाँ, जैसे चोरी करना आदि।

यह बात निर्विवाद सिद्ध हो गई है कि उच्च रक्तचाप (हाई ब्लड प्रेशर) की बीमारी का एक प्रमुख कारण तनाव है। तनावजनित बीमारियों में मुख्य हैं—गठिया, स्त्रियों को मासिक धर्म सम्बन्धी बीमारियाँ, यौन सम्बन्धी बीमारियाँ। नपुंसकता, मोटापा, चर्मरोग, दाद, खाज आदि बीमारियों की उत्पत्ति भी तनाव का एक मुख्य कारण है। तनाव के कारण मधुमेह, दिल का दौरा, आमाशय में छाला अर्थात आँत में छालों की बीमारी भी होती है। क्षय रोग यद्यपि एक विशिष्ट प्रकार के कीटाणु के कारण होता है लेकिन यह पाया गया है कि तनाव से पीड़ित व्यक्ति औरों की अपेक्षा इस बीमारी के शिकार अपेक्षाकृत कहीं जल्द हो जाते हैं। यह बात भी अनुसंधान से सिद्ध हो चुकी है कि दमा एक तनावजनित बीमारी है। यहाँ यह स्पष्ट करना आवश्यक है कि सिर्फ तनाव ही इन बीमारियों का कारण नहीं है। अभिप्राय सिर्फ इतना ही है कि तनाव भी एक प्रमुख कारण है और इन बीमारियों को बढ़ाने में एक महत्त्वपूर्ण भूमिका निभाता है।

तनाव→बीमारी→बीमारी→तनाव यह क्रम बन जाता है ।

प्र०—तनाव को कम करने के क्या उपाय हैं ?

उ०—यह बहुत रचनात्मक प्रश्न है; आज के बच्चे कल के युवा नागरिक हैं। अतः शुरुआत यहीं से करनी चाहिए। बच्चे उतने पैदा होने चाहिए जिनकी ठीक से देखभाल की जा सके। अतः यह अत्यन्त आवश्यक हो जाता है कि स्वास्थ्य मंत्रालय द्वारा चलाए गये परिवार नियोजन के कार्यक्रमों को सक्रिय रूप से अपनायें।

माता-पिता को बाल-विकास, खासकर मनोविज्ञान सम्बन्धी ज्ञान होना चाहिए; बच्चों को यथोचित प्यार मिलना चाहिए। उनमें सुरक्षा की भावना दृढ़ हो, वे आत्मनिर्भर बनें, उनमें संघर्षों से जूझने की क्षमता का विकास हो। अस्पताल में विशेषज्ञों से निःशुल्क परामर्श करके भी लाभ उठाया जा सकता है।

युवा सम्बन्धी

आर्थिक अभाव तनाव का एक मूल कारण है। अक्सर यह देखा जाता है कि तनावों को दूर करने के लिए लोग, दर्द की गोलियों ट्रैन्कूलाइजर पिल्स, नींद की गोलियों, शराब आदि के शिकार हो जाते हैं। इससे समस्या सुलझने के बजाय और उलझ जाती है और नई-नई समस्याएँ भी उत्पन्न हो जाती हैं। सही रास्ता यह है कि यथासम्भव तनाव के मूल कारणों को दूर करें, यदि वह दूर नहीं हो सकते तो दिमाग व शरीर की शक्ति को क्षति से बचाने के लिए कोई नई रुचि अपनायें। इससे इन तनावों को मोड़ मिल जायेगा और फिर भी अगर बीमारियाँ हो ही जायें तो उनका निदान व चिकित्सा करें।

दमा—कारण व बचाव

दमा अर्थात जिसे हम अंग्रेजी में 'अस्थमा' कहते हैं, वास्तव में ग्रीक भाषा का शब्द है जिसका अर्थ है—साँस लेने में कठिनाई का होना।

इस अवस्था को सही रूप में समझने के लिए शरीर के उन अवयवों (हिस्सों) को जानना आवश्यक होगा जिनके द्वारा हम साँस लेते व छोड़ते हैं।

होता यह है कि साँस नाक के द्वारा स्वशन-नली (साँस-नली) अर्थात 'ट्रेकिया' में प्रवेश करता है। 'ट्रेकिया' दाईं व बाईं साँस-नलियों में विभाजित हो जाती है। यह साँस-नलियाँ फेफड़े के अन्दर पुनः छोटी-छोटी साँस-नलियों (स्वशनिकाओं) में विभाजित हो जाती हैं। इस प्रकार बड़ी नलियाँ छोटी-छोटी साँस-नलियों में विभाजित होकर फेफड़े के हर भाग में फैल जाती हैं। सबसे छोटी साँस नली (स्वशनिका) धागे की मोटाई के बराबर होती है और इन छोटी स्वशनिकाओं की संख्या करीब 3 लाख होती है (चित्र-33)।

वायुमंडल से ऑक्सीजन मिश्रित शुद्ध हवा साँस लेने की क्रिया द्वारा इन्हीं बड़ी नलियों से होते हुए छोटी साँस-नलियों के रास्ते फेफड़े के उस भाग तक पहुँचती है, जहाँ ऑक्सीजन के रक्त में मिश्रित होने की प्रक्रिया सम्पन्न होती है। साँस-निकासी की क्रिया द्वारा इन्हीं छोटी व बड़ी साँस-नलियों के मार्ग से फेफड़े से दूषित वायु बाहर निकल जाती है और शरीर दूषित वायु से मुक्त हो जाता है।

जब तक इन साँस-नलियों की परिधि व आकार ठीक रहता है तब तक साँस की प्रक्रिया भी बिना किसी कठिनाई के विधिवत चलती रहती है। लेकिन जब किसी कारण ये साँस-नलियाँ संकीर्ण हो जाती हैं अर्थात उनमें सिकुड़न आ जाती है तो साँस की क्रिया गहन हो जाती है और मनुष्य को साँस लेने व छोड़ने में कठिनाई होने लगती है।

साँस लेने व बाहर फेंकने में कठिनाई दो बातों पर निर्भर करती है।

1. साँस-नलियों में से कितनी साँस-नलियाँ सिकुड़न की चपेट में आ गई हैं ?
2. इन प्रभावित साँस-नलियों में संकीर्णता की सीमा कहाँ तक है, अर्थात साँस-प्रक्रिया की कठिनाई उसी अनुपात में बढ़ती जाएगी जिस अनुपात में साँस-नलियों की सिकुड़न की चपेट गहन होती जाएगी तथा जितनी वे ज्यादा संकीर्ण होती जाएँगी।

मोटे तौर पर साँस-नलियों की संकीर्णता के फलस्वरूप साँस लेने व खासकर छोड़ने में कठिनाई की अवस्था को ही दमा की संज्ञा दी गई है।

दमा के प्रमुख कारण

1. वंशानुगत
2. एलर्जी
3. संक्रमण अर्थात छूत
4. वातावरण
5. कठिन व्यायाम
6. मनोवैज्ञानिक विकास

1. **वंशानुगत :** दमा-पीड़ित माँ-बाप के बच्चों में इस बीमारी के होने की सम्भावना अपेक्षाकृत उन बच्चों से अधिक होती है जिनके माँ-बाप दमा से पीड़ित नहीं हैं। यह भी तथ्य है कि दमा-पीड़ित पिता की अपेक्षा, माँ के दमा-पीड़ित होने के कारण बच्चे के इस बीमारी से आक्रान्त होने की सम्भावना दुगुनी अधिक हो जाती है।

2. **एलर्जी :** दमा के प्रमुख कारणों में एक है—एलर्जी। कुछ लोगों को खाद्य-पदार्थों से एलर्जी के कारण, तो कुछ को पालतू जानवरों के सम्पर्क के कारण दमा उभरता है।

खाद्य पदार्थों में : (1) गाय का दूध, (2) अंडा, (3) गेहूँ, (4) चाकलेट आदि विशेष उल्लेखनीय हैं।

खाद्य पदार्थों की एलर्जी के कारण बच्चे वयस्कों की अपेक्षा दमे से अधिक पीड़ित होते हैं।

पालतू जानवरों से : कुछ कुत्ता, बिल्ली, घोड़ा आदि के सम्पर्क के

कारण, तो कुछ दमा से पीड़ित इसलिए हो जाते हैं कि वह कृत्रिम या फर के कपड़ों का प्रयोग करते हैं।

दवाएँ : एक सर्वेक्षण के बाद पश्चिमी देशों में यह पाया गया है कि वहाँ अक्सर काम में आने वाली दवा 'एस्प्रीन' के सेवन से एक प्रतिशत व्यक्तियों को दमे की शिकायत है, क्योंकि 'एस्प्रीन' से इन्हें एलर्जी रहती है।

इसी प्रकार यह भी निर्विवाद रूप से कहा जा सकता है कि एलर्जी-जनित बीमारियाँ जैसे—दाद, खाज, सतत नाक बहने (रायनाइटिस) आदि से पीड़ित होने वाले व्यक्तियों के दमा से आक्रान्त होने की सम्भावना कहीं अधिक होती है।

घर के अन्दर का कूड़ा व धूल-कण—अनुसंधान से यह भी सिद्ध हो गया है कि घर के अन्दर का कूड़ा और धूल-कण दमे की बीमारियों को पैदा करते हैं।

3. **संक्रमण (इन्फैक्शन)**—जीवाणु अर्थात बैक्टीरिया, वाईरस के संक्रमण के कारण साँस-नलियाँ सूज जाती हैं और इनका आकार छोटा हो जाता है। यदि संक्रमण की क्रिया बार-बार होती रही तो यह दमा की अवस्था में तो उभरती ही है, साथ ही इस रोग की भयंकरता को भी बढ़ा देती है।

4. **वातावरण**—दूषित वातावरण, खासकर औद्योगिक संस्थानों में कार्यरत व्यक्ति, फैक्टरियों का धुआँ, कपड़ा मिलों में उड़ने वाले धूल-कण, रूई आदि के बारीक कण, दमा को उभारते हैं और यह भी कहा जा सकता है कि दमा रोग के होने का इससे सीधा संबंध है। आधुनिक सभ्यता व बढ़ते हुए औद्योगिकीकरण के कारण, वातावरण के प्रदूषण के कारण भी दमा के रोगियों की संख्या बढ़ी है। इस प्रकार कुहरे या नमी वाले वातावरण में रहने व साँस लेने से भी दमा हो सकता है।

5. **कठिन व्यायाम**—कोई भी कठिन कसरत, चाहे वह थोड़े ही समय के लिए क्यों न हो, की जाए तो दमे का कारण बन सकती है। उदाहरण के तौर पर गुब्बारा फुलाने जैसा साधारण लगने वाला कार्य दमा के दौरे को उभार सकता है। अनुभव से यह पाया गया है कि कोई भी ऐसा व्यायाम, जो हृदय-गति को 150 प्रति मिनट से ऊपर बढ़ाता

है, दमा के दौरे का कारण बन सकता है ।

6. **मनोवैज्ञानिक**—सर्वेक्षण के फलस्वरूप दमा के कुछ रोचक मनोवैज्ञानिक कारण भी सामने आये हैं। जो माताएँ अनुशासन के नाम पर अपने बच्चों को ज्यादा ताड़ना देती हैं या अधिक मारती व धमकाती रहती हैं उनके बच्चों में डर व निराशा की भावना पैदा हो जाती है। माँ के इस व्यवहार की प्रतिक्रिया के फलस्वरूप बच्चे को दमा के दौरे शुरू हो जाते हैं ।

इस प्रकार माँ-बाप का अत्यधिक संरक्षण भी बच्चे को दमे के रूप में एक मनोवैज्ञानिक प्रतिरोध का ही रूप होता है ।

मनोवैज्ञानिक कारण अपने आप में भले ही दमा की उत्पत्ति के मुख्य कारण न भी हों, पर यह सत्य है कि यदि व्यक्ति में पूर्व प्रायोजित (प्रि-रीडिसपोजिंग) कारण विद्यमान हुए तो यह मनोवैज्ञानिक परिस्थितियाँ दमे को उकसा देती हैं। दमे से पीड़ित व्यक्ति सामान्यतः अधिक कुशाग्र बुद्धि का होता है ।

अनुभव के आधार पर कहा जा सकता है कि यह धारणा सही नहीं है कि दमा वृद्धावस्था के कारण होता है। सत्य तो यह है कि यह बीमारी वृद्धों की अपेक्षा बच्चों और बीच के आयु वर्ग के लोगों में ज्यादा होती है।

मुख्य लक्षण

दमा के मरीज को साँस-क्रिया, खासकर साँस बाहर निकालने में अधिक कष्ट होता है, फलस्वरूप साँस की रफ्तार तेज हो जाती है। खाँसी होती है तथा एक विशेष प्रकार की आवाज आती है जिसे 'भीज' कहते हैं । जिसका कारण है साँस के रास्ते का अवरुद्ध हो जाना। सिकुड़ी हुई साँस-नलियों के द्वारा वायु के आवागमन के कारण विशेष आवाज आती है ।

दमा के अक्सर दौरे होते हैं और इन दौरों का कारण छूत, एलर्जी, दूषित वातावरण तथा मनोवैज्ञानिक कारणों में निहित कोई भी एक कारण होता है जो इन दौरों को उकसाने में सहायक होता है ।

रोकथाम

रोकथाम के उपायों में सबसे पहले तो यह कोशिश करें कि उन कारणों से बचा जाए जो दमा को उकसाते व उभारते हैं। जैसे—संक्रमण, एलर्जी, कठिन व्यायाम या नमी का वातावरण आदि।

जिन व्यक्तियों को दमा पहली बार बचपन में होता है, उनके ठीक होने की सम्भावना अधिक होती है। जितनी ज्यादा उम्र में पहली बार दमा होता है उसका ठीक होना उतना ही कठिन होता है। इसका यह अर्थ नहीं कि विशेषज्ञ से सम्पर्क साधने में देर करें।

एलर्जी—व्यक्तिगत अनुभव से यह अनुमान हो जाता है कि किस खास चीज से एलर्जी है। यह सुझाव है कि खाने के पदार्थों की एक नियमित डायरी बनायें और यह देखें कि किस चीज के सेवन से दमा का दौरा हो जाता है—उनका उपयोग छोड़ दें।

इसी प्रकार पालतू जानवरों से प्यार-दुलार दर्शाने में सतर्कता बरतनी चाहिए।

दवाओं का अवांछित सेवन न करें खासकर 'एस्प्रीन' का तथा फरवाले कपड़े प्रयोग में न लावें।

घर की धूल स्वास्थ्य की दुश्मन है और यह आवश्यक है कि घर का फर्नीचर, गलीचा, दरियाँ, पायदान, पर्दे, चादर-तकिये, बिस्तर धूल-रहित रखें और यदि दमे का दौरा खासकर रात ही में होता हो तो यह मानना चाहिए कि सोने के कमरे में निहित कोई तत्त्व दौरे का कारण है अर्थात कमरे की नमी व छिपी धूल से मुक्ति पाना आवश्यक है।

मनोवैज्ञानिक—माता-पिता को मनोविज्ञान सम्बन्धी ज्ञान होना चाहिए। बच्चों को यथोचित प्यार मिलना चाहिए और उनका लालन-पालन ऐसा होना चाहिए कि वह न तो निराशा या भय महसूस करें और न ही अत्यधिक संरक्षण। इसके विपरीत उनमें आत्मविश्वास व आत्मनिर्भरता की भावना पैदा होनी चाहिए।

विशेष रूप से माताओं को सुझाव है कि अनुशासन के नाम पर बच्चे को अधिक ताड़ना देकर उनका मानसिक संतुलन न बिगाड़ें, घर के वातावरण को स्वस्थ व खुशनुमा रखें।

अस्पतालों में दमा के इलाज के लिए विशेष क्लिनिक होना

चाहिए तथा कार्यरत चिकित्सक व कर्मचारियों का एक विशेष दल होना चाहिए। दल में मनोवैज्ञानिक, शारीरिक व समाजसेवी भी होने चाहिए जो इस रोग में विशेष रुचि व ज्ञान रखते हों।

दमा के मरीज को साँस लेने की प्रक्रिया सम्बन्धी व्यायाम से भी अधिक लाभ होता है जिसे प्रयोग में लाना चाहिए। इस व्यायाम की सही क्रियाएँ सीखने के लिए अस्पतालों से विशेष रूप से सम्पर्क साधें।

फिर भी यदि दमा के दौरे से छुटकारा नहीं मिल रहा हो तो विशेषज्ञ से तुरन्त ही सम्पर्क साधना चाहिए ताकि यथोचित निदान व उपचार हो सके, क्योंकि इस बीमारी के निदान व उपचार के नये-नये साधन ईजाद हो चुके हैं।

जोड़ों की बीमारी

जोड़ों की बीमारी कई कारणों से होती है। इनमें चोट, संक्रमण, चयापचय (मेटाबोलिक), कैंसर और इमेनोलाजिकल कारण प्रमुख हैं। किसी-किसी मरीज में जोड़ों की बीमारी के कारण का पता लगाना भी मुश्किल होता है।

जोड़ों की बीमारी जानलेवा तो नहीं हैं पर व्यक्ति को असहाय और दूसरों का आश्रित अवश्य बना देती है। जोड़ों की बीमारी से पीड़ित व्यक्ति दर्द की भयंकरता से परेशान रहता है। कुछ व्यक्ति इसकी जकड़ में इस हद तक आ जाते हैं कि उनको चलना-फिरना भी दूभर हो जाता है। कुछ व्यक्तियों का एक जोड़ प्रभावित होता है तो कुछ के कई जोड़ इस बीमारी की जकड़ में आ जाते हैं। कुछ बीमारियों के कारण जोड़ों का अन्दर का हिस्सा प्रभावित होता है। कुछ जोड़ों की बीमारी का खास लक्षण यह होता है कि एक जोड़ प्रभावित होता है तो दूसरा अपने आप ठीक हो जाता है, इसे 'माइग्रेटेरी आर्थराइटिस' की संज्ञा दी गई है।

जोड़ों की बीमारियाँ सामान्यतः कई प्रकार की होती हैं और उनके विशेष लक्षण होते हैं। इन बीमारियों में प्रमुख हैं—रूमेटिक, रूमेटाइड आर्थराइटिस, आसटियो आर्थराइटिस, गाउट, सोराइसिस व आँत की बीमारियाँ और कंजेनिटल अर्थात जन्म से और कनेक्टिव टीसू से सम्बद्ध (चित्र-34 व 35)। 'रूमेटिक' की प्रारम्भिक अवस्था में गले में खराश होती है जो एक से चार या उससे अधिक हफ्ते तक चलती है, खासकर बचपन में गले की खराश बार-बार होती है। यह गले का संक्रमण खास जीवाणु, जिसे 'स्ट्रेप्टोकॉकस हिमोलिटिक्स' कहते हैं, के कारण होता है। जोड़ बाद में प्रभावित होना शुरू होते हैं। फिर दो या अधिक जोड़ इसकी जकड़ में आ जाते हैं। खास बात यह होती है कि

बड़े जोड़—जैसे कुहनी, कंधा, घुटने आदि—इससे प्रभावित होते हैं। इन पर सूजन और लाली आ जाती है तथा दर्द होता है। कुछ लोगों के बदन पर गांठें पैदा हो जाती हैं, कुछ को बुखार होता है, कुछ को प्रारम्भिक अवस्था में जोड़ों पर सूजन नहीं आती पर सिर्फ दर्द ही होता है। अतः शुरू में ही विशेषज्ञ से परामर्श कर लेना चाहिए ताकि इस बीमारी के जीवाणु के संक्रमण को रोकथाम के टीके द्वारा रोका जा सके। अन्यथा हृदय व मस्तिष्क भी इससे प्रभावित हो जाते हैं।

दूसरी जोड़ों की बीमारी है गठिया की बीमारी अर्थात रूमेटाइड आर्थराइटस। यह बीमारी अमेरिकन नागरिकों में करीब 5 प्रतिशत व अपने देश में करीब-करीब 7 प्रतिशत पायी गई है। इस बीमारी में दोनों तरह के छोटे-बड़े जोड़—जैसे हाथ-पैर की अंगुलियों के जोड़ कलाई, टखने के जोड़—प्रभावित होते हैं और यदि बीमारी बढ़ती गई तो फिर शरीर के सभी जोड़ इस बीमारी की गिरफ्त में आ जाते हैं। जोड़ पहले सूज जाते हैं और उनमें सख्ती आ जाती है; मुड़ने में दिक्कत व परेशानी होती है, यहाँ तक कि उठने-बैठने में तकलीफ होती है। यह अकड़न सुबह और सोकर उठने में बहुत अधिक पाई जाती है और यह काफी घण्टों तक बनी रहती है। यह इस बीमारी का खास लक्षण है। दर्द तो होता ही है, किन्तु इन जोड़ों को काम में लाने में अत्यधिंक दर्द होता है। फिर मांसपेशियाँ प्रभावित होना शुरू हो जाती हैं और प्रभावित जोड़ों में पानी आना शुरू हो जाता है। बीमारी के बढ़ने की अवस्था में जोड़ जुड़ना शुरू हो जाते हैं और व्यक्ति को अपाहिज बना देते हैं। चूँकि यह बीमारी विकसित अवस्था में शरीर के सभी जोड़ों को प्रभावित करती है और पीड़ित व्यक्ति दयनीय अवस्था में पहुँच जाता है। न चल सकता है न उठ-बैठ सकता है, यहाँ तक कि उसे करवट बदलने तक में परेशानी अनुभव होती है। यह बीमारी शरीर के दूसरे भागों—जैसे फेफड़े, हृदय, आँख, रक्तकण, गुर्दे, नाड़ी-तन्तु आदि—को भी प्रभावित करती है। प्रारम्भिक अवस्था में बुखार आता है, वजन कम होना शुरू हो जाता है, भूख भी कम लगने लगती है। इस बीमारी की भीषणता बीच-बीच में अपने आप कम हो जाती है और फिर बढ़ जाती है। इस बीमारी के रक्त के परीक्षण और अन्य जाँच के तरीके ईजाद हुए हैं। इससे प्रारम्भिक अवस्था में ही निदान व

उपचार किया जा सकता है अतः विशेषज्ञ से परामर्श करने में ढिलाई नहीं बरतनी चाहिए। जितनी जल्दी इलाज शुरू होगा उतनी ही जल्दी व्यक्ति पूर्ण स्वस्थ होगा।

एक चर्मरोग, जिसे 'सोराइसिस' कहते हैं, में भी शरीर के जोड़ प्रभावित हो जाते हैं। यह परिवारों में चर्मरोग से पीड़ित 50 प्रतिशत व्यक्तियों में पाई जाती है, खासकर अंगुलियों के आखिरी जोड़ इस बीमारी से प्रभावित होते हैं और अक्सर एक तरफ के ही जोड़ प्रभावित होते हैं। कभी-कभी एक से अधिक जोड़ भी इसकी गिरफ्त में आ जाते हैं। लेकिन इसकी पहचान यह है कि व्यक्ति को चाहे बहुत कम ही क्यों न हो, चर्मरोग अवश्य होता है। 20 प्रतिशत चर्मरोग से पीड़ित व्यक्तियों में मेरुदंड (बैकबोन) की एक भयंकर बीमारी 'एनकाईलोजिंग स्पाडिलाइटिस' (जोड़ जुड़ने की बीमारी) हो जाती है जो पीड़ित व्यक्ति को असहाय बनाकर ही छोड़ती है। चूंकि प्रारम्भिक अवस्था में जोड़ों की बीमारी का इलाज किया जा सकता है अतः इलाज अविलम्ब करना चाहिए।

रीट्स बीमारी के साथ जोड़ की बीमारी भी होती है, जिसमें जोड़, पेशाब की नली (यूरेथ्रा) व आँख की झिल्ली (कंजेन्टीवाइटिस) भी प्रभावित हो जाती हैं। अक्सर दोनों घुटनों के जोड़ व कभी-कभी मेरुदंड इस बीमारी से प्रभावित होते हैं। यह अपने आप, समय के साथ ठीक हो जाती है पर यदि जल्दी फर्क न पड़े तो विशेषज्ञ से परामर्श करना चाहिए।

पेट और आँत की बीमारियों के कारण भी जोड़ की बीमारी हो जाती है। जोड़ों में सूजन आ जाती है और दर्द शुरू हो जाता है। इसका कारण यह होता है कि आँत की बीमारी पैदा करने वाला एन्टीजन आँत की ही झिल्ली म्यूकसमेंबरेन के साथ प्रक्रिया के परिणामस्वरूप एन्टीबॉडीज पैदा करता है। यह एन्टीजन एन्टीबॉडी-रक्त द्वारा जोड़ों तक पहुँचते हैं और जोड़ों में इन दोनों की प्रक्रिया होती है जिसके परिणामस्वरूप जोड़ प्रभावित हो जाते हैं। इस तरह की कुछ बीमारियों के नाम उल्लेखनीय हैं; बड़ी आँत में छालों की बीमारी (अलसिरेटिव कोलाइटिस), क्रोनस डिसीज, सालमोनेला जीवाणु द्वारा आँत का सक्रमण (मियादी बुखार)। इस तरह से प्रभावित जोड़ की बीमारी

की खास बात यह है कि एक ही जोड़, खासकर घुटनों के जोड़, प्रभावित होते हैं लेकिन कभी-कभी शरीर के दूसरे जोड़ —टखना, कुहनी, आदि भी इस प्रक्रिया से प्रभावित हो जाते हैं। मियादी बुखार के 7 से 14 दिन बाद जोड़ प्रभावित होते हैं तब तक मियादी बुखार ठीक हो गया होता है और कभी-कभी मियादी बुखार का जीवाणु जोड़ में एकत्र पाया जाता है। आँत की बीमारी से सम्बद्ध जोड़ की बीमारी की खास बात यह होती है कि जितनी ज़्यादा आँत की बीमारी होगी उतनी ही भीषणता जोड़ों की तकलीफ में होगी।

जोड़ की एक और बीमारी है जिसे 'आसटियो आर्थराइटिस' कहते हैं। इस बीमारी से औसतन 50 वर्ष की आयु के लोग पीड़ित होते हैं। महिलाएँ पुरुषों की अपेक्षा इस बीमारी की शिकार ज्यादा होती हैं। तीस वर्ष की आयु वाले व्यक्तियों को भी यह बीमारी हो सकती है, चूँकि यह बीमारी धीमे-धीमे बढ़ती है अतः इसका सही चित्र वृद्धावस्था में सामने आता है।

बीमारी के प्रमुख लक्षण

इस बीमारी के मुख्य लक्षश हैं दर्द, जोड़ में जकड़न, जोड़ मोड़ने में दिक्कत, और जोड़ के मोड़ने और फिर सीधा करने पर एक 'कड़क' की आवाज आती है। यह लक्षण खासकर काम के बाद शाम को ज्यादा भीषण हो जाते हैं। जोड़ में सूजन भी आ सकती है। सबसे ज्यादा घुटने, उसके बाद हाथ, कूल्हे व पैर के जोड़ इसी क्रम में प्रभावित होते हैं। वैसे जोड़ टूटने या शल्य-क्रिया से प्रभावित होने पर इस बीमारी के शिकार कहीं ज्यादा होते हैं। कई परिवारों में कुछ बीमारियाँ जैसे हारमोन ग्रंथियों की बीमारियाँ, यूरिक अम्ल के रक्त में अधिक बढ़ जाने से उत्पन्न बीमारी—'गाउट' के कारण चलती हैं। यह बीमारियाँ वंशानुगत भी पाई जाती हैं; खासकर कूल्हे के जोड़ की बीमारी।

जोड़ की बीमारी का इलाज

1. कुछ जोड़ों की बीमारियाँ इलाज से बिल्कुल ठीक की जा सकती हैं।

. इलाज, मरीज को आराम तो देता ही है, जोड़ के क्रिया-कलाप भी जारी रहते हैं । अतः जोड़ जुड़ नहीं पाते हैं ।

3. इलाज करने से आगे चलकर आने वाली जटिलताओं से छुटकारा मिल जाता है या उनकी भीषणता कम हो जाती है।
4. यदि गला बार-बार खराब हो रहा है तो जाँच व इलाज फौरन करायें ।
5. जोड़ों में दर्द, सूजन, बुखार, भूख का कम होना, वजन में कमी, तथा यदि सुबह सोकर उठने पर हाथ-पैर में जकड़न या मुट्ठी बन्द करने में दिक्कत हो तो, हो सकता है यह रूमिटाइड जोड़ के रोग की शुरुआत हो। ऐसा हो तो फौरन ही निदान व चिकित्सा आवश्यक है।
6. जोड़ों के विशेषज्ञ द्वारा बताई गयी कसरत में कोई ढिलाई न बरतें, उसे नियमित रूप से करते रहें।

जोड़ों के रोग के निदान व चिकित्सा के आधुनिक तरीके आ गये हैं। जाँच में 'आर्थ्रोस्कोपी' (जोड़ के अन्दर तक की जाँच बिना आपरेशन) की जा सकती है। यहाँ तक कि कृत्रिम जोड़ तक लगाया जा सकता है। अतः किसी प्रकार से परेशान न हों। विशेषज्ञ से परामर्श करें और उनके निर्देशानुसार कार्य व इलाज वगैरा करें ।

हैजा–कारण और निवारण

आदि काल से प्रकृति की कुछ ऐसी व्यवस्था है कि जीवाणु अर्थात माईक्रोआरगनिस्म मनुष्य के जीवन पर एक तरह से हावी रहे हैं और मनुष्य भी इन जीवाणुओं से मुक्ति पाने के लिए समय-समय पर नये-नये आविष्कार ईजाद करता रहा है। अब आप हैजे को ही ले लीजिये।

हैजा एक प्राचीन काल से चली आ रही बीमारी है, 7वीं सदी में सुश्रुत संहिता में इसका विवरण मिलता है। पिछले 160 वर्षों में इस बीमारी की सात विश्वव्यापी भयंकर महामारी देखी गई और इस श्रृंखला की अन्तिम महामारी 1961 में हुई जिसमें करीब 92 देश हैजे की जकड़ में आये अर्थात इससे प्रभावित हुए।

वैसे हैजा यूरोपीय देशों में 18वीं शताब्दी से पहुँचा व महामारी के रूप में चल पड़ा। लेकिन 19वीं शताब्दी के अन्त तक यूरोप व अमेरिका में इस रोग पर नियंत्रण कर लिया गया और अब बुनियादी तौर पर हैजा एशिया और खासकर भारत की समस्या (बीमारी) बन कर रह गया है।

1888 में यह प्रमाणित हो सका कि हैजे की बीमारी एक विशेष जीवाणु, जिसे कालरा बिभरियो का नाम दिया गया जोकि संक्रमण के कारण होती है।

होता यूँ है कि हैजे के जीवाणु दूषित पानी, सड़े-गले व खुले खाद्य पदार्थ व फल-सब्जियाँ पीने-खाने के साथ आमाशय में प्रवेश कर जाते हैं। प्रकृति ने इन जीवाणुओं को नष्ट करने की क्षमता मनुष्य को दी है। यह प्रमाणित तथ्य है कि आमाशय का अम्ल (हाइड्रोक्लोरिक ऐसिड) इन जीवाणुओं को नष्ट कर देता है और इस रोग के विस्तार को दीवार बन कर रोक देता है, परन्तु यदि जीवाणुओं की संख्या अधिक

...सी कारण से आमाशय में अम्ल पर्याप्त मात्रा में नहीं हुआ ...ा या दवाओं आदि के सेवन से निष्क्रिय हो गया तो यह जीवाणु ...माशय पार कर आँत तक पहुँच जाते हैं और आँत में क्षार (एल्क-लाइन) के वातावरण में इनकी तीव्र गति से वृद्धि होना शुरू हो जाती है। आँत में पहुँच कर यह जीवाणु एक विशेष हानिकारक तत्त्व जिसे एन्ट्रोटॉक्सिन कहते हैं, पैदा करते हैं, यहाँ भी प्रकृति इन जीवाणुओं द्वारा उत्पादित घातक तत्त्व ऐन्ट्रोटॉक्सिन को नष्ट करने के लिये इम्यूनोग्लोबिनए नामक तत्त्व आँत में बनने की क्षमता दी है यहाँ तक कि विशेष अवस्था में तो 5 ग्राम प्रतिदिन तक इम्यूनोग्लोबिनए बनता है। लेकिन अगर जीवाणु द्वारा उत्पादित तत्त्व अधिक मात्रा में हुआ या उसकी संक्रमण क्षमता अधिक हुई तो प्रकृति की बचाव करने वाली प्रक्रियाएँ असफल हो जाती हैं और व्यक्ति हैजे का शिकार हो जाताहै।

जीवाणु द्वारा उत्पादित तत्त्व आँत की भीतरी सतह को क्षतिग्रस्त करता है और आँत से म्यूकस नामक तरल पदार्थ रिसने लगता है, साथ ही लवण तत्त्वों जैसे सोडियम, पोटेशियम क्लोराइड, बाईकार-वोनेट को आँत जहाँ एक ओर जज्ब नहीं कर पाती तो दूसरी ओर ये भी आँत से रिसने लगते हैं। नतीजा यह होता है कि आँत इन तरल पदार्थों एवं लवण तत्त्वों के इकट्ठे होने के कारण भर जाती है और लगातार बिना किसी दर्द के दस्त व उल्टी का दौर शुरू हो जाता है, आपको यह जानकर आश्चर्य होगा कि कभी-कभी तो 20 लिटर तक तरल पदार्थ व अत्यधिक मात्रा में लवण तत्त्व शरीर से निकल जाते हैं।

परिणामस्वरूप एक ओर पानी की कमी हो जाती है जिसे डीहाइडेशन की अवस्था कहते हैं व दूसरी तरफ लवण की कमी से रक्त में अम्ल की अधिकता हो जाती है जिसे मेटाबोलिकऐसीडोसिस की संज्ञा दी गई है। यह एक जघन्य समस्या होती है और समय पर इन तीव्र गति से होने वाली प्रक्रियाओं को न रोका गया तो इन प्रक्रियाओं के परिणामस्वरूप हृदय, मस्तिष्क, गुर्दे व फेपड़े की कार्य-प्रणाली छिन्न-भिन्न हो जाती है और 60 से 70 प्रतिशत व्यक्तियों में जानलेवा सी अवस्था बन जाती है। प्रश्न यह उठता है कि हैजे की गम्भीरता किन-किन परिस्थितियों में बढ़ जाती है ? एक बात तो साफ है कि मनुष्य ही सिर्फ हैजे की बीमारी का एक मात्र स्रोत होता है। और मनुष्य ही

इस बीमारी का शिकार भी होता है ।

बच्चे (1-5) वर्ष की आयु में हैजे के शिकार वयस्कों की अपेक्षा दस गुणा अधिक होते हैं । इसी प्रकार गर्भवती माताओं में हैजे का प्रकोप अधिक होता है । और इनका इलाज समय पर न होने के कारण परिणाम गम्भीर हो सकते हैं; यहाँ तक कि गर्भपात भी हो सकता है ।

यह पाया गया है कि माँ के दूध में कुछ ऐसे तत्त्व होते हैं जो हैजे से बचाव करते हैं अतः ऐसे बच्चे जो माँ के दूध से वंचित (महरूम) रहे हैं, हैजे के शिकार अपेक्षाकृत अधिक होते हैं ।

जिन व्यक्तियों के आमाशय में अम्ल पर्याप्त मात्रा में नहीं बनता या दवाओं के कारण यह अम्ल बेअसर हो जाता है ऐसे व्यक्ति भी हैजे के शिकार अपेक्षाकृत अधिक होते हैं ।

जिन व्यक्तियों की आँत में इम्यूनोग्लोबिनए नामक तत्त्व बनाने की क्षमता कम या खत्म हो जाती है ऐसे व्यक्तियों में भी हैजे के होने की सम्भावना अधिक हो जाती है ।

जीवाणु धारक व्यक्ति जिन्हें कैरिअर की संज्ञा दी जाती है या दी गई है अर्थात वह व्यक्ति जो जीवाणुओं को अपने शरीर में पालते हैं व स्थायी रूप से स्थापित करते हैं और जीवाणुओं की संख्या की भी इनके शरीर में वृद्धि होती है लेकिन ये बीमारी या उसके लक्षणों से पीड़ित नहीं होते—ऐसे व्यक्ति इन जीवाणुओं को फैलाते हैं और बीमारी के मुख्य स्रोत बनते हैं।

घनी आबादी वाले क्षेत्र, जल-मल के निबटान की अव्यवस्था व मक्खियों की अधिकता इस बीमारी के फैलाने में प्रमुख कारण बनते हैं। यह निर्विवाद है कि स्वच्छ पानी पिया जाय, औसतन एक आदमी 2 से 5 लिटर पानी रोज पीता है व 20 से 25 लिटर पानी हर व्यक्ति नहाने, कपड़े धोने आदि पर खर्च करता है । यह भी तय है कि पानी स्वच्छ करने का सुनिश्चित व सरल तरीका उसे कम से कम 10 मिनट तक उबालना है । अन्य तरीकों में क्लोरिन या विशेष प्रकार के फिल्टरों द्वारा पानी साफ करना है, हैजे वाले क्षेत्रों में रहने वाले व्यक्ति पानी उबाल कर पियें, साफ बर्तन में इकट्ठा करें व ढक कर रखें । खाद्य पदार्थों के सेवन में सावधानियाँ बरतें ।

1 खाना समय के पहले न पकायें ;जहाँ तक सम्भव हो ताजा खाना ही खायें !

2. अधपके भोजन का सेवन न करें ना ही कच्चे फल, सलाद आदि खायें। छिलके वाले फलों का सेवन किया जा सकता है।

3. भोजन 90 डिग्री सें० से 60 डिग्री सें० तापमान में ना रखें क्योंकि यह तापमान जीवाणुओं की वृद्धि में सहायक होता है अतः खाना या तो 90 डिग्री सें० के नीचे या 60 डिग्री सें० के ऊपर तापमान पर स्टोर करें।

4. एक तो रखा हुआ खाना न खायें, यदि खाना ही पड़े तो उसे पूरी तरह से गरम करके ही उसका सेवन करें।

5. खाने के बर्तन, पानी व खाना इकट्ठा किये जाने वाले बर्तन साफ पानी में धोएँ खासकर उनके ऊपरी किनारे या तो तीन बार क्लोराइडयुक्त या उबले हुए पानी में धोएँ व साफ करें। व्यक्तिगत स्वच्छ आदतों को दिनचर्या में ढालें जैसे खाने के पहले साबुन से हाथ धोयें या शौच खुली जगह में या जलाशयों के निकट ना करें।

तौलिये का सामूहिक उपयोग न करें, नाखून काट कर रखें, घर के आस-पास कचरा, गन्दा पानी, जानवरों का गोबर आदि इकट्ठा ना होने दें तथा मक्खियों, तिलचट्टों को न बढ़ने दें।

वैसे हैजे की बीमारी होने के बाद शरीर में हैजे के जीवाणु नष्ट करने की क्षमता एक साल तक रहती है क्योंकि हैजे की बीमारी के बाद शरीर में इस तरह के तत्त्व पैदा हो जाते हैं जो हैजे की बीमारी से बचाव कर सकते हैं।

हैजे के टीके तीन प्रकार के होते हैं, एक तो मरे हुए हैजे के जीवाणु द्वारा तैयार किया हुआ (किल्ड बैक्टिरिया), दूसरा अधमरा (अटेनुऐटेड) जीवाणु द्वारा और तीसरा जिंदा (लाइव) जीवाणु द्वारा तैयार किया हुआ।

मरे हुए जीवाणु वाला टीका 30-60 प्रतिशत, अधमरे जीवाणु द्वारा 60 प्रतिशत व जिंदा जीवाणु द्वारा टीका 90 प्रतिशत व्यक्तियों का हैजे से बचाव करता है, इस टीके में कुछ खामियाँ हैं। जैसे यह टीका आँत की भीतरी सतह पर हैजे के जीवाणु द्वारा उत्पादित जहरीला पदार्थ (एन्ट्रोरटाक्सिन) के हानिकारक प्रभाव को रोकने में पूरी तरह

सक्षम नहीं है तथा जिन व्यक्तियों में हैजे के जीवाणु तो शरीर में होते हैं परन्तु हैजे को बीमारी के लक्षण नहीं उभरते ऐसे व्यक्तियों में यह टीका पूरी तरह असर नहीं करता। इस दिशा में और भी नये-नये आविष्कार हो रहे हैं। सामूहिक रूप से हैजे की बीमारी की रोकथाम के लिये हैजे का टीका लें।

एक बहुत ही सरल व सस्ता इलाज खासकर दस्तों के हर प्रकार के मरीजों के लिये ईजाद हुआ है—जीवन-रक्षक घोल अर्थात ओरल रीहाइड्रेशन थिरेपी (जीवन रक्षक घोल सोडियम क्लोराइड—4 ग्राम : सोडियम बाई कार्बोनट—4 ग्राम; सोडियम साइट्रेट 1 ग्राम व ग्लूकोस 20 ग्राम के मिश्रण से बनता है) अर्थात वह तत्त्व जो उल्टी और दस्त में निकल जाते हैं जीवन-रक्षक घोल उन तत्त्वों की कमी पूरी कर देता है।

यह हर उम्र के, हर प्रकार के दस्तों से पीड़ितों को दिया जा सकता है व विश्व-भर में प्रचलित है। एक लिटर पानी में एक पैकेट जीवन-रक्षक घोल के पाउडर को मिला लें व दस्त और उल्टी की शुरुआत होते ही जरूरत के अनुसार बच्चों को 8 से 24 घंटों में व वयस्कों को 28 घंटे के अन्दर देते रहें; पर ध्यान रहे अगर दस्त व उल्टी अधिक मात्रा में हो रहे हों या जल्दी-जल्दी हो रहे हों तो फौरन मरीज को अस्पताल में भरती कर दें। क्योंकि ये बीमारी की गम्भीरता के द्योतक हैं और घर में सम्भवतः इलाज नहीं हो सकेगा।

जीवाणु धारकों की पहचान करें व उनका विधिवत इलाज अत्यन्त आवश्यक है। नहीं तो यह जीवाणु-धारक वातावरण में हैजे के जीवाणुओं को फैलाते रहेंगे और हैजे का रोग भी।

यहाँ मैं एक बात बहुत साफ तौर पर कह देना चाहता हूँ कि हैजा एक ऐसी समस्या है जो हमारे सामाजिक व खासकर आर्थिक विकास से सीधी जुड़ी है। अब आप सिर्फ एक समस्या घनी आबादी वाली बस्तियों की ही ले लीजिए। जहाँ बम्बई शहर में गगनचुम्बी इमारतें बन रही हैं इन्हीं के साथ-साथ झुग्गियों का निर्माण भी हो रहा है। एक सर्वेक्षण के अनुसार 2000 वर्ष में 75 प्रतिशत जनमानस के झुग्गियों में रहने का अनुमान है। प्रश्न यह उठता है कि 75 प्रतिशत झुग्गी में रहने वाली आबादी की शुद्ध पेय-जल, जल-मल के निबटान की व्यवस्था कैसे सम्भव होगी।

जहाँ सरकार का दायित्व स्वच्छ पेय, पानी, जल-मल के निपटान, दवाओं व टीकों को मुहैया कराने का है वहाँ जनसाधारण का भी उतना ही दायित्व है। आसपास व वातावरण की सफाई व दिनचर्या में स्वस्थ आदतों को ढालना आदि।

एक बात अवश्य पुरजोर कह देना चाहता हूँ कि हैजे की बीमारी की रोकथाम की जा सकती है व इस बीमारी का मरीज इलाज द्वारा ठीक किया जा सकता है बशर्ते जनसाधारण स्वस्थ आदतें अपनायें और समय पर चिकित्सक से सम्पर्क स्थापित करें।

□□